T0149683

SECRETOS PARA
VIVIR SANOS

SECRETOS PARA
VIVIR SANOS

ALESSANDRA COLAZO

UNA GUÍA NATURAL Y EFECTIVA QUE TE AYUDARÁ A
MANTENERTE SANO Y ACTIVO

Número de Control de la Biblioteca del Congreso de EE. UU.:   2018903144
ISBN: Tapa Dura   978-1-5065-2460-3
             Tapa Blanda   978-1-5065-2459-7
             Libro Electrónico   978-1-5065-2458-0

EI autor no ofrece consejo médico, de manera directa o indirecta, ni receta el uso de jugos, alimentos y hierbas como una forma de tratamiento de enfermedades, sin aprobación médica. Los nutricionistas y otras personas en el campo de la salud sostienen opiniones muy variadas. No es la intención de este material diagnosticar ni recetar.

La información es una colección originada de varias fuentes, el autor no hace una afirmación ni toma responsabilidad por la precisión de tales fuentes. Solamente los usos más comunes o más ampliamente aceptados, son mencionados. Si usted decide diagnosticarse y usar la información sin la aprobación de su médico, usted se estará recetando a sí mismo, lo cual es su derecho constitucional, y el autor no asume responsabilidad alguna si el lector usa o receta cualquier remedio, natural o no, para sí mismo o para otros. En caso de tener algún problema de salud y antes de utilizar cualquiera de los métodos aquí expuestos, consulte a su médico.

Información de la imprenta disponible en la última página.

Fecha de revisión: 11/05/2018

Para realizar pedidos de este libro, contacte con:
Palibrio
1663 Liberty Drive
Suite 200
Bloomington, IN 47403
Gratis desde EE. UU. al 877.407.5847
Gratis desde México al 01.800.288.2243
Gratis desde España al 900.866.949
Desde otro país al +1.812.671.9757
Fax: 01.812.355.1576
ventas@palibrio.com
776427

Dedico este libro a mi amado Abba Kadosh mi Padre Celestial, quien me inspiró, me dio la luz y la confianza en mí misma para transmitir estos conocimientos a los seres que luchan y anhelan por una mejor vida llena de SALUD y ARMONÍA.

Agradecimiento especial a aquellas personas que de una u otra forma contribuyeron en la elaboración de este ejemplar, a mi Madre y a quienes me inspiraron por su lucha de encontrar la sanación.

CONTENIDO

PRÓLOGO

El siguiente material les servirá como información para realizar la forma de vida que le promete la total ARMONÍA PERSONAL. Esta guía le será de gran ayuda, para mantener su salud siempre estable y recuperarla en caso que lo necesite.

Para alcanzar la gloriosa meta de la SALUD es imprescindible el conocimiento de las leyes naturales, leyes irrevocables e invariables y quien se niegue a obedecer este divino orden, padecerá el dolor que es la consecuencia, porque el instinto reclama los derechos de un cuerpo violado. Todo exceso es condenable.

El cuerpo tiene órganos y sistemas que debemos cuidar con más esmero, porque son los responsables de la limpieza de impurezas y desechos orgánicos así como la desintoxicación del mismo; éstos órganos son el hígado, los riñones, la piel y los pulmones, correlacionados con la sangre y la linfa e indudablemente el sistema inmunológico. Cuando el aparato digestivo se encuentra alterado en su función se derivan enfermedades a partir de él, como artritis, reumatismo, embolia, estreñimiento, diarreas, infecciones frecuentes, residuos alimenticios, inflamaciones como colitis, gastritis, etc. Problemas diversos que van a alterar el funcionamiento de los órganos del cuerpo.

La mayoría de las personas ignora donde tienen sus órganos y cuáles son sus funciones. Como no conocen su cuerpo, ante cualquier dolor inmediatamente recurren a los medicamentos, las drogas, muchas veces recetados por ellos mismos; cualquier dolor o molestia ocurre es por el exceso de toxinas y los órganos se encargan de eliminar esos desechos. Los medicamentos ayudan a aliviar esos síntomas pero no permiten descongestionar el sistema, ni liberar las toxinas que son necesarios para mantener la salud.

La buena salud es un derecho inalienable de todo ser humano y de cualquier ser de la creación. Cuando se pierde se puede recuperar de nuevo, pero con cierto grado de disciplina, y para mantenerla y conservarla debemos darle la misma atención.

Nuestro organismo tiene un perfecto mecanismo para la sanación que sólo requiere la cooperación de una mente sana. Una mente sana; es una mente sabia la mente sabia conduce el cuerpo por la vía de la salud y la felicidad. Quien corre hacia la satisfacción de sus deseos emocionales y del apetito, está conduciendo y convirtiendo su cuerpo en la tumba del alma. Quien se guía con una mente intoxicada tiene un corazón en agonía. La ARMONÍA es el resultado de una mente y corazón en coherencia, ésta debe ser una unión inseparable.

El sabio dice *"el hombre es lo que come, lo que piensa y lo que hace"* es decir...cómo piensa COME y cómo COME actúa. Siempre debemos recordar que la naturaleza SANA, solo la naturaleza puede sanar porque hemos sido naturaleza desde un principio y cuando lleguemos a reconocerlo; entonces tendremos el conocimiento para iniciar el proceso de recuperar lo que siempre nos ha pertenecido. "LA SALUD"

La salud natural no solo procura darle al cuerpo un régimen alimenticio nutritivo, sino que también abre los canales de eliminación para mantener el organismo limpio. La habilidad de absorber los nutrientes es solo un paso para estar saludable. La eliminación de los desechos es parte de una buena nutrición.

La autora de este ensayo ha querido brindar a todas las personas inquietas por su salud y la de sus seres queridos una esperanza, un consuelo y mostrarles que sí hay otra alternativa; la sabia "Naturaleza" para lograr la salud que merecemos. Muchos no ejercen control sobre su apetito, el pecado de la glotonería se encuentra al mismo nivel que el de la ebriedad y por donde quiera que miremos solo vemos enfermedades y deformidades. Esa es la historia de muchas vidas que podrían haber sido útiles en la causa de Dios y la humanidad.

**"Un cuerpo sano es un templo para el alma...
Un cuerpo enfermo es la prisión del alma"**

CAPÍTULO I

EL DETERIORO DE LA SALUD

CAUSAS QUE LO ORIGINAN

La salud se puede ver afectada por diferentes causas, una de ellas es el no llevar una nutrición adecuada, los regímenes alimenticios ricos en COMIDAS REFINADAS como el azúcar, las harinas blancas procesadas, los productos lácteos, el alcohol, el tabaco, el café, el té, el chocolate, las gaseosas, los jugos y refrescos embotellados, las carnes de origen animal, las especias como la mostaza, pimientas, vinagre, el arroz blanco, las pastas, los pasteles, las salsas, las cremas para untar, cereales empacados, las donas, las galletas, los postres, los helados, dulces, chicles, todo tipo de alimentos procesados, enlatados, congelados y de preparación industrial; preparados con horas de anticipación. Si los alimentos no están preparados al momento de la ingestión, si no están absolutamente frescos, no son portadores de nutrientes. Se debe practicar hábitos alimenticios correctos.

Otras de las causas como destruimos nuestro sistema es el COMER EN EXCESO; aún los alimentos de mayor calidad y valor nutritivo se echan a perder en el organismo, la ansiedad por comer frecuentemente no ayuda a que nuestro cuerpo absorba las sustancias nutritivas, por el contrario; esas sustancias son absorbidas por los intestinos puesto que los llamados Cilios o filamentos que se encargan de la absorción están obstruidos por los productos de desechos de los alimentos que el cuerpo ha sido incapaz de metabolizar y utilizar eficazmente.

También se puede ver afectada por factores hereditarios (genéticos), que es el traspaso de las características biológicas de los padres al niño, factores ambientales, estilo de vida como el no practicar ejercicios regulares, el no dormir 8 horas diarias, la falta de hábitos apropiados de higiene, no tener control de las tensiones (estrés), etc.

Todo esto produce problemas de salud como la diabetes, problemas del corazón, mal de Párkinson, Alzhéimer, inflamación de los órganos, problemas respiratorios, circulatorios, envejecimiento prematuro, problemas del sistema digestivo, del colon, cálculos, cirrosis, parásitos, úlceras, y lo que es peor cáncer. Cuando una persona tiene cáncer, indica que esa persona tiene acumulación de materias morbosas y muchas deficiencias de nutrición que afectan a diferentes sistemas dentro del cuerpo.

Cuando el sistema inmunológico de una persona es fuerte, las células cancerígenas mueren y no tendrán oportunidad de multiplicarse y formar tumores. Para resolver esas deficiencias de nutrición, el cambiar de dieta es imprescindible para reforzar el sistema inmunológico. Evitar el estreñimiento, se debe beber linaza remojada en agua por varias horas, beber la infusión de raíz de ruibarbo, una alimentación muy rica en vitaminas y minerales encontradas en los jugos de frutas naturales y jugos de vegetales crudos y bien verdes; así como también el consomé de verduras.

Es muy importante que el organismo mantenga una activa eliminación de todas las materias acumuladas en cada órgano; como el intestino, el estómago, el hígado, los riñones, el páncreas, etc. Los tumores se forman por los residuos putrefactos acumulados en cualquier órgano que se encuentra ya debilitado por exceso de toxinas y mala circulación. Se debe procurar las digestiones y evacuaciones del intestino diariamente 3 veces como mínimo. En tres a cuatro semanas se notará las reacciones del organismo.

El afectado por el cáncer debe procurar transpirar bastante por su piel (se recomienda baños de sauna 3 a 4 veces por semana), una ducha fría después del sauna, repetir esto 3 veces cada 10 o 15 minutos en cada sección. Orinar abundantemente por lo que se recomienda ingerir bastante líquido. Elaborar el té purificante de cola de caballo, fenogreco, diente de león, pelo de maíz, mezclarlos todos y beberlo a temperatura ambiente. Si hay dolor agregar el té de lúpulo. Colocar compresas de Carbón Activado y barro sobre la zona del tumor, esto ayuda a remover la acumulación por antigua que sea.

La quimioterapia en realidad envenena las células de cáncer, pero también destruye las células sanas de la médula espinal; así como también del intestino y eso produce daño en órganos como el hígado, riñones, corazón, pulmones y en los tejidos. El tratamiento inicial de quimioterapia y radiación muchas veces reduce el tamaño de los tumores pero el uso prolongado de estos no tienen como resultado la destrucción total de los tumores. Cuando el cuerpo está sometido a la quimioterapia y a la radiación, el sistema inmunológico queda destruido, por eso las personas pueden sufrir varios tipos de infecciones y complicaciones. La cirugía puede también provocar la invasión de las células a otros órganos.

Una manera de combatir y evitar el cáncer y otras enfermedades es no darle de comer a las células cancerígenas aquellos alimentos que necesita para multiplicarse como los edulcorantes, el azúcar, los lácteos, la sal, las carnes. Las células de cáncer maduran en un medio ambiente ácido. Una dieta basada en *CARNE ROJA* es ácida; la proteína de la carne es muy difícil de digerir y requiere muchas enzimas. La carne que no se digiere queda en los intestinos y se pudre, el cual lleva a la creación de más toxinas. Las paredes de las células cancerígenas están cubiertas por una proteína muy dura; evitando comer carne estas paredes liberan mas enzimas que atacan las proteínas de las células de cáncer y permite al sistema inmunológico destruirlas, quienes padecen de esta enfermedad deben evitar las carnes, especialmente las carnes rojas y el cerdo. La carne además tiene antibióticos, hormonas y parásitos, que son muy nocivos, especialmente para las personas con cáncer.

Una dieta de 80% de alimentos crudos como vegetales frescos, jugos, granos, semillas, nueces, almendras y frutas, ponen al cuerpo en un ambiente alcalino. Solo un 20% se debe consumir en comidas cocidas, incluidos los frijoles. Los Jugos de vegetales frescos proporcionan al cuerpo enzimas que son fáciles de absorber y llegan a las células después de 15 minutos de haber sido consumidos, para nutrir y ayudar a formar células sanas.

Para obtener enzimas vivas que ayudan a construir células sanas se debe tratar de tomar jugos de vegetales; casi todos incluyendo alfalfa y espárragos y comer muchos vegetales frescos 2 ó 3 veces al día. Evitar tomar café, té y chocolate pues tienen mucha cafeína. El TÉ VERDE es una mejor alternativa y tiene propiedades que combaten al cáncer. EL AGUA es mejor tomarla purificada o filtrada, para evitar las toxinas y metales pesados del agua de la canilla. El agua destilada es ácida, no se debe tomar.

Algunos suplementos que ayudan a reconstruir el sistema inmunológico son los antioxidantes, las vitaminas (la vitamina B17 es esencial para combatir las células cancerígenas), minerales, EFAs (aceite de pescado, aceite de semilla de linaza, etc.) para ayudar a luchar y destruir las células cancerígenas. Otros suplementos como la vitamina E son muy conocidos porque causan apoptosis (el método normal del cuerpo de eliminar las células innecesarias o defectuosas).

La vitamina B17 es utilizada como medida preventiva del cáncer. Los científicos han probado que nuestros cuerpos están haciendo continuamente células cancerosas. Tomando diariamente la vitamina B17 las células de cáncer nunca tienen una ocasión de convertirse, porque son destruidas demasiado rápido. La vitamina B17 es un agente quimioterapéutico completamente natural que se encuentra en más de 1.200 plantas, y se encuentra naturalmente en las semillas de frutas comunes como el damasco (albaricoque), el durazno, las manzanas, las uvas, sandías, cerezas, ciertas nueces y en las almendras.

La sociedad norteamericana del cáncer reconoce la relación que existe entre ciertos tipos de cáncer y la manera en la que las personas se alimentan. La mayoría de las personas deberían tener un régimen alimenticio tan sano y completo como fuera posible; granos integrales, frutas, verduras frescas, nueces, semillas y alimentos ricos en vitamina B17 como manera preventiva.

No hacemos nada para evitar la degeneración y la desnutrición, lo único que sabemos hacer es calmar los deseos emocionales del apetito. Damos rienda suelta a nuestro paladar sin importarnos que debemos comer para vivir, no vivir para comer. No es cantidad lo que nutre sino calidad, quien ingiere sólo alimentos de fuente natural logra el proceso de digestión cada 3 horas y en menos tiempo.

Ésta es la respuesta del porqué tanta gente padece hoy día de estreñimiento. Si nuestro alimento es de la fuente natural, es medicina natural para el cuerpo y esto lleva a remover, expulsar, eliminar y desintoxicar el organismo. Lo importante es saber elegir y diseñar el grupo de alimentos y combinaciones que contengan minerales, vitaminas y reconocer la diferencia entre DESEO Y NECESIDAD.

Saber dirigir MENTE, CUERPO y ALMA con el acertado combustible.

El cuerpo es un vehículo que usamos como medio al servicio de la vida y para comprender su lenguaje de comunicación se necesita una mente amplia sin complejos ni limitaciones de patrones y tradiciones establecidas que permitan la plena libertad del cambio. Abrir puertas y orificios naturales del órgano cuerpo, rompe esquemas y apegos del pasado. Cambiar el sabor de la vida es un asunto que implica sacrificio, reformación, control y educación. Debemos educarnos en nuestra manera de alimentarnos, sacrificar nuestro apetito, tener control de lo que llevamos a nuestra boca y crear una reforma de cómo alimentar nuestro cuerpo.

"Somos lo que comemos"

¿QUÉ DEBEMOS ELIMINAR DE LA DIETA DIARIA?

LA CARNE ANIMAL

El ser humano piensa que su organismo es capaz de procesar cualquier cosa que ingiere, ignorando que muchos alimentos ricos al paladar y agradables de sabor, actúan como destructores alterando e inflamando las glándulas intestinales y las membranas mucosas.

Las carnes de procedencia animal dejan un porcentaje altísimo de colesterol que el organismo no es capaz de neutralizar, dejan una acumulación de tóxicos en los tejidos adiposos y en las arterias lo que obstaculiza la circulación y aumenta la presión sanguínea. Tienen un compuesto de materias grasas que causan obstrucción a las arterias y venas. No se ve a primera vista mal alguno en el uso de la carne, pero su consumo va preparando lentamente y de manera segura muchas enfermedades.

El hígado no es capaz de eliminar el daño causado por el consumo de carnes y rechaza la cantidad sobrante del azote, el cual se convierte en ácido úrico causante de reumatismo, diabetes, ciática, afecciones renales, etc. Los alcaloides de las carnes (purinas y ptomaínas), la sustancia morbosa e insana que genera el indefenso animal en el momento de sacrificarlo, son las terribles toxinas absorbidas por quienes la consumen.

Es obvio que no tenemos los mismos órganos de masticación que poseen los animales carnívoros, ni un estómago con tan poderosos músculos, ni el abdomen caído, ni los intestinos cortos. Los jugos gástricos de los animales carnívoros son extremadamente ricos en acidez. Por ejemplo el perro produce jugos gástricos a base de amoníaco.

El consumo de carnes coloca a las personas en un rango de agresión y depresión, basta con contemplar al elefante, al toro, a la vaca, el caballo, estos animales se alimentan de hierbas, no son carnívoros; son pasivos y demuestran ternura, pero observe al tigre, al león y a todos los animales carnívoros; son agresivos.

El significado místico de la gastronomía/alimentos sagrados

Alimento para el cuerpo y alimento para el espíritu; así lo han definido antiguas tradiciones espirituales. La unión simbólica que se establece entre lo que comemos y lo que somos. El alimento no solo nutre el organismo y permite mantener la vida en acción, en la enseñanza maestra se convierte también en un vínculo directo entre el ser humano y la divinidad.

Casi todas las tradiciones religiosas recomiendan el vegetarianismo como opción nutricional y espiritual, basándose fundamentalmente en el rechazo al sufrimiento infligido a los animales y en el hecho de que comer la carne de un animal sacrificado, significa absorber una energía negativa emanada de la violencia y la muerte. No en vano, todas las culturas asocian el consumo de la carne animal con la violencia y la lujuria/aberraciones.

El vínculo existente entre la triquinosis y la ingesta de carne de cerdo justifica la prohibición religiosa respecto a este animal. Está más que comprobado que el ingerir carne de cerdo transmite triquinosis, carne de ganado, ovejas y cabras transmiten brucelosis, y lo que es peor, ántrax.

En libros sagrados exponen normas fundamentales referentes a lo que se consume; no comer carne arrancada de un ser viviente, no beber sangre, no mezclar alimentos cárnicos con leches o sus derivados, no consumir la grasa dura de un animal. Lo cierto es que los alimentos impuros no solo influyen en nuestra salud, sino también en nuestra actitud, carácter y en nuestra vitalidad espiritual.

La práctica nutricional y mono dietas (semiayunos), garantizan a su organismo su purificación no solo física sino también espiritual, alcanzando la victoria del espíritu sobre la carne.

LOS PRODUCTOS LÁCTEOS

A parte de la carne roja y los derivados de ella no hay otro producto que pueda estropear más el plan sensato y saludable como el consumo de productos lácteos y que forme más mucosidad que la leche de vaca; produce un moco espeso, denso que obstruye todo el sistema respiratorio del organismo y atasca a las membranas mucosas e invita a la enfermedad; aunque la ignorancia nos limita a creer que la leche de vaca es necesaria por su contenido de calcio el cual no es absorbido porque la *caseína* se lo impide, además al ser pasteurizada, homogenizada y sometida a otros procesos degrada el calcio y lo hace difícil de asimilar.

El calcio se encuentra de manera natural en productos como verduras de hojas verdes oscuro, semillas de sésamo, nueces, leche de almendras, algas Hiziki, Kelp, frutas concentradas como ciruelas pasas, dátiles, higos, etc.

Las enzimas digestivas para descomponer y digerir la leche son la renina y la lactosa, que en la mayoría de los seres humanos desaparece a los 3 años de edad. En todo tipo de leche existe la sustancia *caseína* que en la leche de vaca se multiplica a 300 veces más *caseína* que la leche materna. La caseína se coagula en el estómago formando copos densos de gran tamaño y por lo tanto difíciles de digerir, adaptados naturalmente al aparato digestivo de la vaca que se compone de cuatro estómagos. Esa masa viscosa impone al cuerpo humano un sobre esfuerzo para liberarse de ella, gastando exceso de energía y dejando en el cuerpo cantidades de mucus que se acumula hasta que le den la oportunidad de eliminarlo o hasta que se convierte en tumores.

Esta sustancia viscosa cuando se endurece en gran parte se adhiere al revestimiento del intestino, impidiendo al organismo la función de absorber las sustancias nutricionales; esta falta de absorción es la que causa *fatiga crónica*. Se ha comprobado que problemas alérgicos y respiratorios como el asma son producidos por el consumo de lácteos.

Debemos estar alerta cuando combinamos los lácteos con otros productos, los lácteos son concentrados y no se deben consumir con ningún otro producto concentrado, cuando la leche se toma habitualmente con una comida, pastas, un trozo de pastel o con avena, se está violando los principios de la adecuada combinación de alimentos. El queso se come generalmente con galletas o sándwich, más violaciones de la correcta línea de combinaciones, si se les consume solos ya son para el cuerpo lo bastante pesados y si se les combina mal; amenaza cruel!

El Yogurt que tan inofensivo se presenta y lo recomiendan como benéfico, son algo que el sabio cuerpo produce en la cantidad que precise la necesidad. El Yogurt en combinación con la fruta, fermenta demasiado; echándose a perder en el estómago. La mantequilla, otro derivado lácteo, retarda la digestión de las proteínas.

Ciertamente la leche de vaca, sana y criada en el campo a pleno aire, luz y pasto natural, puede conceptuarse siempre y cuando se consuma cruda y recién ordeñada. Pero la leche que se hace producir artificialmente de la vaca en establo, privada de las provisiones que necesita, de todo elemento energético vital como el aire y la luz, no pueden poseer las propiedades vitalizadoras que debiera; además de todos los procesos de pasteurización y homogeneización por la cual la leche es sometida, se suelen utilizar comúnmente hormonas sintéticas para las vacas lecheras con el fin de aumentar la producción de leche. Debido a que las vacas están produciendo cantidades de leche que la naturaleza jamás previó, el resultado obtenido es la mastitis, o inflamación de las glándulas mamarias. Su tratamiento requiere el uso de antibióticos, y se han encontrado restos de ellos y de hormonas en muestras de leche y otros lácteos. Los pesticidas y otros medicamentos también son contaminantes frecuentes de los lácteos.

Los lácteos que tanto se usan y de los que tanto se abusa en el actual régimen alimenticio, se hallan muy lejos de constituir el elemento completo que las personas suelen figurarse. Son productos comerciales de rendimiento económico quizás brillantisimos, pero negativos en cuanto a resultados saludables se refiere. Diversos tipos de cáncer han sido relacionados con el consumo de lácteos, como los de mama, próstata y el de ovario por la incapacidad de descomponer la galactosa. Otros problemas que se relacionan con los lácteos son afecciones cardíacas, artritis, alergias, acné, arteriosclerosis, empeora el asma, migrañas, obesidad, rinitis, bronquitis, sinusitis, infecciones del oído, trastornos digestivos e intestinales, trastornos respiratorios. Queda más que claro que todos los productos lácteos son sumamente *acidificantes*.

EL CAFÉ /CAFEÍNA

Estimula, agita, acelera el corazón, cerebro y sistema nervioso, hasta agotar las vitaminas en el cuerpo, especialmente las vitaminas B, además destruye la vitamina A, hierro y potasio. El café contiene destructores de la pepsina del estómago e interfiere en la digestión y absorción de los alimentos hacia los intestinos. Es un alcaloide, un vegetal venenoso. Es un potente estimulante y acelerador del sistema nervioso central. Queda muy claro que la cafeína activa la migraña, temblores, nerviosidad, irritación, quien lo ignora toma la cafeína como energía, la cual oculta los desórdenes del organismo en aumento.

LA SAL

El exceso de sal retiene agua y obliga al hígado y a los riñones a trabajar por encima de sus posibilidades. Es la causante de problemas de presión arterial, diversos padecimientos del corazón, enfermedades hepáticas y renales. Los problemas no aparecen de manera inmediata, sino con el paso del tiempo, por lo que conviene tomar precauciones desde la infancia. Fumadores, diabéticos y personas obesas ven agravada cualquier disfunción del organismo ante un consumo excesivo de sal. El sodio puede llevar a una acumulación grave de líquidos, en personas con insuficiencia cardíaca congestiva, cirrosis o nefropatía. En su lugar se debe usar el herbamare o el kelpamare y en pequeñas cantidades.

EL AZÚCAR

Puede alterar el balance de minerales del cuerpo, aumento significativo de los triglicéridos. Causa pérdida de la elasticidad y función de los tejidos. Contribuye a la deficiencia de cromo, cáncer de mama, de ovario, de próstata y de recto, interfiere con la absorción de calcio y magnesio, debilita la vista, causa hipoglucemia, obesidad, aumenta el riesgo de padecer la enfermedad de Crohn, artritis, cálculos biliares, enfermedades cardíacas, puede elevar la respuesta de insulina y glucosa en quienes utilizan anticonceptivos orales, genera sensación de cansancio y debilidad, puede contribuir a la osteoporosis, diabetes, disminuye la hormona de crecimiento, puede interferir con la absorción de las proteínas.

Puede causar toxemia durante el embarazo, radicales libres en la sangre, aumento del tamaño del hígado, retención de líquidos del cuerpo, riesgo de cáncer de estómago, niveles de azúcar en la sangre, formación de cálculos renales, disminuye los micronutrientes antioxidantes, retarda el paso de los alimentos por el tracto gastrointestinal, engendra ácidos, irrita las vías digestivas, disminuye el nivel de vitamina E en la sangre. Puede formar radicales libres en el torrente sanguíneo, contribuye al mal de Alzheimer, alimenta las células cancerosas, etc. El azúcar y sus sustitutos (splenda, nutrasweet, equal), contienen aspartame; el cual es muy nocivo. Un mejor sustituto del azúcar es la miel, la stevia o el xilitol, pero en pequeñas cantidades; ya que todos los excesos son malos en cualquier situación.

LAS HARINAS BLANCAS

Fomenta la acumulación de grasa corporal, contienen ingredientes cargados con grasas dañinas, las cuales se convierten en azúcar en nuestro cuerpo; cuando se les consume el cuerpo desdobla todas las harinas blancas en glucosa. La diabetes es un desorden del páncreas que muchas veces se da por comer harinas blancas, constantemente y por muchos años. De esa forma la comida entra a las células para ser utilizada como energía. Los carbohidratos simples tales como las harinas blancas entran a la corriente sanguínea rápidamente porque carecen de fibra. Se debe sustituir todo tipo de harinas blancas por harina integral, ya sea el pan, el arroz y las pastas.

LAS BEBIDAS GASEOSAS

Provocan la descalcificación de los huesos. No recomendable para personas que tienen problemas de hígado, sobrepeso y diabetes. Causa adicción ya que contiene cafeína, causa problemas gástricos, produce hipertensión y con el tiempo cálculos renales, problemas en el hígado, cansancio en las actividades diarias. El consumo excesivo de bebidas gaseosas como la Coca Cola y otras, puede conducir a la fatiga, problemas musculares que van desde debilidad hasta parálisis profunda, también baja el potasio en la sangre.

DISMINUCIÓN DE LA ENERGÍA CORPORAL

El organismo humano utiliza la energía para muchos propósitos como caminar, correr, moverse, crecer, respirar, producir leche materna, madurar los tejidos y mantenerlos sanos. La causa de vivir sin energía se debe a varios aspectos como desnutrición, falta de la llamada hormona tiroidea, anemia, no dormir las horas suficientes, estados ansiosos y situaciones que alteran o desequilibran el metabolismo del organismo, agotamiento físico por el trabajo excesivo. La energía necesaria para vivir se obtiene mayormente de los alimentos; por lo tanto, las necesidades de energía estarán satisfechas cuando el consumo de alimentos sea adecuado para mantener un buen desarrollo del cuerpo y una actividad física que le permita mantenerse saludable.

Hoy en día la alimentación está fuera de control y está afectando la salud de muchos. Estamos ingiriendo alimentos demasiado procesados, llenos de calorías que no nos están nutriendo y es por ello, que nos sentimos cansados, enfermos y no entendemos el porqué. Pensamos que estamos comiendo saludable porque comemos vegetales y verduras, pero lo que no sabemos es que las verduras y vegetales más populares no son las más nutritivas. La mayoría de nosotros no se da cuenta de la conexión que hay entre las enfermedades y lo que comemos.

Todo esto produce en nuestro organismo la llamada inflamación crónica culpable de muchos padecimientos, cuando la inflamación se desarrolla y aumenta; los marcadores del ADN dan inicio a un sin número de enfermedades. La inflamación crónica, es la hinchazón de los órganos y es la manera como nuestro cuerpo lucha contra la infección y la enfermedad.

Vivimos en un mundo tóxico y dependemos de las drogas, de los medicamentos a tal punto que ya no podemos vivir sin ellos, los antibióticos matan la bacteria mala del cuerpo; pero también matan la buena y con el tiempo el uso prolongado puede debilitar nuestro sistema inmunológico. No podemos cambiar el entorno tóxico que nos rodea, pero si podemos limpiar nuestro organismo con una alimentación proveniente de la naturaleza.

Nuestro cuerpo necesita los elementos necesarios para combatir las bacterias y para desplazar sustancias tóxicas como el mercurio, el plomo y los anti-nutrientes que consumimos a diario y que nos roban los suplementos nutritivos. Elementos tales como el agua, las enzimas, las sales minerales, las vitaminas, la fibra, los aminoácidos, los probióticos, los ácidos grasos y los antioxidantes son los que nuestro organismo necesita. Todos ellos encontrados en las frutas, los vegetales verdes, las hortalizas, las verduras y en los suplementos dietéticos pero de origen orgánico (más adelante les mencionaré en que alimentos encontramos todos estos nutrientes). Al hablar de anti-nutrientes me refiero a los productos que carecen de suplementos nutritivos y que nos producen acidez; la acidez es causada por la descomposición y exceso de ácido clorhídrico en el estómago debido a la ingestión de gaseosas, las harinas, las pastas blancas, azúcar blanca, el pan y arroz blanco (todos estos son alimentos refinados y procesados que al llegar a nuestro cuerpo se convierten en azúcar).

Estos productos no solo nos traen enfermedades; sino que además nos hacen vivir sin energía. El cuerpo humano necesita de energía para vivir y ser productivo. Todos los procesos que se realizan en las células y los tejidos también requieren de energía para llevar a cabo sus funciones. Hay un vínculo directo entre la mala alimentación y la falta de energía. Un estado nutricional deficitario disminuye la actividad de las principales funciones orgánicas. Por lo tanto, mejorar los hábitos en la mesa aliviará los estados de decaimiento, fatiga y desánimo. Algunos alimentos que transportan bastante energía son: los frijoles, las semillas de calabaza, los huevos, las aceitunas, los cereales enteros (el mijo, la cebada, la avena), el aguacate, la calabaza, las frutas, la patata (papa dulce), las nueces, el plátano y la pasta (integral).

En los próximos capítulos daré más detalles sobre los alimentos nutritivos que nos aportan energía y los nutrientes necesarios para una salud íntegra; además daré más de 100 recetas de cocina que nos ayudarán a mantenernos siempre sanos; comiendo delicioso.

PARÁSITOS INTESTINALES

¿Alguna vez te has preguntado qué tienes dentro? No nos imaginamos lo que tenemos dentro, no nos imaginamos cuántos parásitos hay en todas partes, en la ropa, en la cama, en los alimentos que consumimos, en las mascotas, etc. Estudios recientes han demostrado que algunos de estos parásitos pueden depositar hasta 200.000 huevecillos diarios, lo que significa que dentro de nosotros hay millones de parásitos rodeandonos.

Las personas gastan tiempo y dinero en la limpieza de las cosas como; lavar la ropa, el carro, los utensilios de cocina, los pisos, bañarse y todo esto lo hacen de forma regular. Nos preocupamos mucho por la limpieza exterior pero no por la interior. Nuestro cuerpo necesita tener limpios todos sus órganos; ya que al estar un órgano bloqueado, los demás órganos deben hacer el trabajo del que no está funcionando.

Recientemente acudí a un seminario sobre salud y hablaron mucho sobre los invasores que habitan dentro de nuestro cuerpo (los parásitos), allí mostraron una variedad de fotografías de personas que se habían realizado una limpieza de colon y las cosas que mostraban en sus heces fecales eran monstruosas. Es increíble pensar que esas cosas estén ahí viviendo dentro de nosotros. Lo más impresionante en ese seminario fue la foto de una persona que murió en un accidente motociclístico, su cráneo se abrió por el accidente y había una cantidad enorme de parásitos blancos.

De aquí la importancia que tiene una buena desintoxicación de nuestro organismo, porque nuestro cuerpo vive sometido a tantas toxinas, no solo por la alimentación que llevamos, sino por el ambiente tóxico del medio ambiente que nos rodea.

Si no fuera por la eficiencia de nuestro hígado, los riñones, las glándulas sudoríparas y el sistema linfático, nuestro cuerpo colapsaría con esos desechos tóxicos en unos pocos días. Todos nuestros órganos deben estar desbloqueados para que puedan hacer bien su función y evitar muchas enfermedades. Así como nosotros regularmente cambiamos el aceite de nuestro carro y le hacemos servicio periódicamente con más razón se lo debemos hacer a nuestro organismo.

Como dijo Hipócrates "que el alimento sea nuestra medicina y nuestra medicina sea el alimento." Las personas optamos por comer todas las delicias del mundo para darle gusto al paladar pero luego padecemos las consecuencias, enfermedades generadas por ese placer, pero no optamos por los alimentos que la naturaleza nos ha dado, las cuales son altos en nutrientes para vivir siempre sanos .

La digestión del ser humano está hecha para comidas que no han pasado por ningún proceso químico, como son las frutas, verduras frescas y las proteínas encontradas en los granos, huevos, legumbres y frutos secos. Cualquier condición de anormalidad en la salud tiene un proceso que muchas veces se inicia desde el vientre de la madre y los primeros años de vida. Este proceso continúa por años por la inconsciencia del paciente carente de información, hasta llegar al estado crónico.

Las familias han transmitido muchas enfermedades a sus generaciones por causas de sus malos hábitos. Ya desde el vientre de nuestras madres venimos con enfermedades hereditarias y congénitas, por eso debemos evitar los malos hábitos de nuestros padres y llevar una buena alimentación que nos sitúe en mejores situaciones.

La mayoría de los desórdenes de salud están asociados a la deficiente circulación sanguínea, cuando una anormalidad del sistema circulatorio ha alcanzado el estado crónico manifiesta la inflamación de los vasos sanguíneos. Esto se le atribuye al consumo de químicos, a las emociones de ira, a los frecuentes estados depresivos y a la ansiedad. El hígado es la sede de la indignación, de los excesos como almidones concentrados, azúcares, carnes, alcohol

ENFERMEDADES DEL SISTEMA DIGESTIVO

Nuestro aparato digestivo consta de un conducto a lo largo del cual se disponen diversos órganos y estructuras, que son atravesados por el alimento durante su proceso de transformación, más las partes por las que pasa la porción sólida de los alimentos que es expulsada como desecho.

El sistema digestivo es el medio por el cual el cuerpo transforma los alimentos en la energía que necesita para alimentarse, construirse y repararse. La digestión comienza por la boca, al masticar y ensalivar los alimentos, la saliva ayuda a lubricar la boca y los alimentos; disolviendo las partículas alimenticias para facilitar la digestión. De ahí lo importante que es masticar varias veces los alimentos, mientras más se mastica la comida mejor serán las funciones digestivas.

Los problemas más comunes del sistema digestivo son la aerofagia (gases), diarrea, estreñimiento, gastritis, gingivitis, hígado, indigestión, parásitos intestinales, úlceras, vesícula, vómitos y la mayoría de los trastornos o enfermedades son derivados del estreñimiento.

Como se mencionó anteriormente, el estreñimiento crónico es el resultado de gran variedad de alteraciones fisiológicas y psicológicas tales como deficiente circulación sanguínea, hipertensión, hipotiroidismo, deshidratación (por deficiencia de líquido), imperfecto funcionamiento del hígado, alergias a ciertos alimentos, negligencia a los llamados de la naturaleza del cuerpo, preocupaciones frecuentes, nerviosismo y ansiedad, alimentos refinados, alimentos muy hervidos o muy cocinados, embutidos y condimentos, falta de fibra la cual hace muy lenta la digestión, quesos fermentados, azúcar blanca, deficiencia de vitaminas y minerales (Particularmente de la vitamina B, inositol y potasio), demasiadas proteínas animales, falta de ejercicios, y la resultante putrefacción en los intestinos. Todo esto contribuye a que la perístasis del colon desaparezca, produciendo el estreñimiento que con el tiempo se hace crónico.

Se ha comprobado que el estreñimiento es la base de diversas anormalidades porque en los movimientos del colon ésta la generación de todos los venenos que emponzoñan la vitalidad y la salud de todo el organismo. La retención constante de residuos fecales y biliosos deforma el intestino, lo debilita formando curvatura y descenso de este órgano encargado de eliminar los productos de desechos.

El proceso de eliminación debe hacerse de 12 a 24 horas, entre más corto es el proceso mejor. Desafortunadamente los hábitos alimenticios modernos hacen que se alargue el tiempo de desecho haciendo que las heces fecales se vuelvan cada vez más duras y difícil de transitar.

Por eso; lo indispensable de consumir alimentos ricos en fibra, aunque no contenga nutrientes, la fibra es un alto contribuyente a la salud del colon. La fibra, al expulsar las heces; también expulsa una serie de materiales tóxicos junto con ciertas cantidades de agua, esto es muy importante porque ayuda a mantener la regularidad intestinal, no permitiendo que los materiales tóxicos permanezcan en el organismo.

Se debe tomar en cuenta que cuando se agrega fibra adicional al régimen alimenticio es de suma importancia agregar también líquidos adicionales; ya que si no, los efectos positivos de la fibra podrían disminuir puesto que la fibra adicional podría reducir y bloquear la velocidad y la eliminación de los desechos. También es aconsejable que el aumento de fibra se haga gradualmente para evitar los efectos secundarios que podrían ocurrir al inicio del cambio de un nuevo régimen alimenticio rico en fibra.

Es importante además de las cantidades requeridas de la fibra, mantener buenas reservas de bacterias benéficas como lactobacillus acidophilus las cuales producen enzimas digestivas y ayudan al procesamiento final de los alimentos. Estas también producen ciertas vitaminas que ayudan a inhibir el crecimiento de bacterias dañinas. Lamentablemente las bacterias lactobacilos naturales pueden ser destruidas por los tratamientos a base de antibióticos.

CAPÍTULO II

LOGRANDO UNA SALUD ÓPTIMA

CÓMO MANTENER LA SALUD

El ser humano cree que su sistema digestivo es creado con el fin de proveerle placer, dándole un trabajo continuo sin concederle reposo ni descanso, atiborrandose de comida y bebida. Lo mismo piensa de todas sus necesidades orgánicas tanto como el acto sexual; todo para proporcionarle placer. El hombre debe entender que el desviarse de las leyes de la naturaleza lo perjudicará a él y a sus descendientes. Luego estos placeres que ha podido disfrutar se convertirán en dolorosas e innumerables enfermedades que hacen su aparición tarde o temprano.

Las leyes naturales son invariables e irrevocables si no las respetamos y las ignoramos nos castigarán con la enfermedad, convirtiéndonos en sus víctimas a todos aquellos que pretendímos ser sus verdugos. A través de las civilizaciones el hombre se ha causado mucho daño a sí mismo, tanto que si supiéramos las cifras exactas estaríamos avergonzados de pertenecer a nuestra especie y como lo indican dichas tendencias parece que no rectificará su conducta y que continuará ocasionando mayor daño a su naturaleza original. Solo el que verdaderamente se ama a sí mismo cuidará de sí y de los suyos.

La salud es la perfecta armonización y moderación de nuestras vidas con las leyes de la naturaleza y energías del cosmos. Lo que llamamos enfermedad es el reflejo del disgusto, rebeldía y estrés de nuestro organismo cuando lo presionamos a violar y alterar su relación normal con dichas leyes. El efecto que causa la alimentación correcta o incorrecta en nuestro organismo es la muestra más palpable. Cuando un organismo está alimentado conforme a los principios de la naturaleza (nutrición natural), vive armonizado porque está obediente a las leyes de la naturaleza y por lo tanto está saludable y está en rebeldía de aceptar una anormalidad que la ciencia clasifica de "SENTENCIA INCURABLE".

Cuando damos a nuestro cuerpo como alimento cosas anti-naturales y artificiales guiándonos solamente por el criterio de que son sabrosas y dan gusto y placer, nuestro organismo empieza a dañarse y a presentar síntomas de anomalías en el organismo.

El organismo humano es una de las más grandiosas obras de nuestro creador, una maravillosa y perfecta máquina en su función y si se le proporciona el alimento adecuado, esta grandiosa máquina llamada cuerpo humano trabajará en perfectas condiciones durante cien años o más. Quizá algunos digan que no quieren vivir tantos años, pero si llegamos a esa edad, porque Dios nos lo permite; pues sería maravilloso llegar sanos, sin dolores, sin intervenciones quirúrgicas, sin perder la memoria (pudiendo siempre reconocer a nuestros seres queridos), caminando por nuestros propios medios, viviendo con energía y felices hasta el último día de nuestras vidas, sin tener que ser una carga para nuestros familiares y sin desear nuestra propia muerte, como muchos la han deseado a causa de sus enfermedades.

La salud hay que conquistarla con el esfuerzo propio y después hay que mantenerla con el mismo esfuerzo, no debemos mancharnos con vicios porque ellos nos harán esclavos, ni tampoco debemos hacer de nuestro estómago una tumba de cadáveres. Para ser sano solo se necesita anhelar la salud con fuerza suficiente usando el principal agente "LA VOLUNTAD" para entonces disfrutar de un bien estar. Si el acto de comer se coloca al servicio de nuestros órganos físicos y no al de nuestros apetitos equivocados, lograremos una vida normal y saludable por siempre. Recordemos que saber no es siempre entender ni entender es siempre comprender!

Para conseguir la salud óptima basta con seguir las leyes de la naturaleza. No es tan difícil; sólo con un poco de perseverancia, amor propio, y disciplina llegaremos repletos de SALUD a la edad que Dios nos lo permita. La salud óptima hay que aprenderla, hay que adquirir el conocimiento necesario para alcanzarla y por medio del esfuerzo propio mantenerla. Cuando se habla de sanación hay que comprender que es un proceso de limpieza que se inicia removiendo los depósitos de sustancias endurecidas por su antigüedad y a su vez activar los orificios naturales del cuerpo para la expulsión correcta de los desperdicios que buscan su salida.

Una salud óptima incluye hábitos alimenticios, ejercicios y cuidado médico. Los hábitos de fumar, el uso de drogas y el consumo habitual de alcohol tienen un efecto potencialmente negativo en la salud. Todos los nutrientes y suplementos que nuestro cuerpo necesita se encuentran en las plantas. Nuestro creador antes de crearnos; creo los suplementos que necesitamos para vivir en armonía con nuestro cuerpo. El hombre de la antigüedad vivía más años que el hombre actual y nunca necesitó pastillas ¡no existían!, él se suministraba y alimentaba de las plantas. "Las plantas son las farmacias de los pobres y la medicina de los sabios."

La salud se encuentra de muchas maneras, primeramente debemos ser más espirituales que materiales. El hombre fue creado para vivir en abundancia. Dios ama a sus hijos y desea para ellos lo mejor, él quiere que vivamos felices con lo que él nos ha dado y con lo que el hombre ha creado, pero sin olvidar quiénes somos, de dónde venimos y a quien le debemos todo.

No permitamos que las cosas materiales nos alejen de él, tengamos primero a Dios en nuestras vidas y lo demás vendrá por añadiduras. Sin olvidar que para llegar al Padre primero tenemos que conocer al Hijo. Que el Señor bendiga a todo aquel que está dispuesto a cambiar sus hábitos alimenticios y le de la fuerza que cada uno necesita para lograrlo. El hombre sabio previene...el necio cura!

Todos los seres humanos tenemos la oportunidad de hacer de nosotros mismos lo que elijamos ser. Podemos avanzar diariamente en conocimiento y sabiduría, consciente de que el progreso nos proporcionará nuevas delicias y añadir una virtud a otra, una gracia a otra, pero también podemos permitir que nuestras facultades se derrumben por falta de uso o que sean pervertidas por malos hábitos y por falta de dominio propio. Entonces nos desviamos hacia abajo; somos desobedientes a la ley de Dios y a las leyes de la salud, el apetito nos domina, las emociones nos desvían. Nos resulta más fácil permitir que los poderes del mal que están siempre activos, nos arrastren hacia atrás que luchar contra ellos y avanzar. Sigue luego la disipación, la enfermedad y la muerte.

Es necesario si queremos tener siempre una salud íntegra, tomar entera conciencia de lo que hemos venido haciendo. Desde que nacimos hemos estado envenenando nuestro cuerpo, unos por falta de conocimientos, otros sin importarles lo más mínimo las consecuencias de sus hábitos alimenticios.

Uno de los motivos que me llevó a escribir este texto fue que hace algún tiempo comencé a hacer obra misionera con algunos hermanos de la fe, empezamos a visitar enfermos en los hospitales y pude ver el dolor y el sufrimiento de tantos seres que podrían estar ahora gozando de una vida hermosa y saludable, pero no tomaron control ni conciencia de sus hábitos alimenticios y ahí pude darme cuenta del daño tan grande que nosotros mismos causamos a nuestro cuerpo y por ello quiero transmitir estos conocimientos.

Cuando el ser humano está en un perfecto estado de salud no se mide con lo que se lleva a la boca, pensamos que nuestro cuerpo cómo está hecho a la perfección del altísimo es capaz de soportar y asimilar todo el veneno y las cargas que le aportamos y pensamos que todo se resuelve después con una simple pastillita. Nunca nos imaginamos que tarde o temprano nuestro sistema colapsará y nos pasará cuentas de todos nuestros malos hábitos y nos avisará con señales de dolencias de que no puede más con lo que le estamos dando.

Entonces ahí vienen las lamentaciones y las cargas para nuestros familiares que son quienes tienen que lidiar con el enfermo. Si cada uno de nosotros entendiera que lo que consumimos hoy nos llevará a una cama mañana, entonces llegaría el límite a ese consumo y el apego a la idea de comer saludable. Algunos quizás piensen que no les importa morir si lo hacen comiendo lo que les agrada, el problema no radica en si una persona muere o no, si se tratara sólo de comer lo que nos gusta y luego morir con el estómago lleno y satisfecho quizá a algunos no les importe. El problema es que antes de morir una persona puede pasar 10, 15 y hasta más años postrada en una cama de hospital; como es el caso de los pacientes que visitamos en la obra misionera. Unos tienen más de 12 años sin poder moverse, otros sin poder hablar y otros alimentándose sólo con líquidos mediante sondas. Cuando se está en esas circunstancias algunos se acordaran de Dios y le pedirán sanación e incluso la muerte, pero mientras la muerte llega pasarán años en esa dura situación y solo bajo esas circunstancias, será donde algunos reconocerán que fue su error.

Muchos no nos damos cuenta que nuestros problemas físicos son las consecuencias de una vida llena de mala alimentación, las enfermedades no vienen solas; son la causa de nuestros malos hábitos. ¿Es eso lo que queremos para nuestra vida futura y la vejez? ¿Realmente queremos llegar a estar así de imposibilitados? Creo que ninguno de nosotros desea eso. Cuando veo el dolor de esos pobres seres que están en los hospitales, el lamento en sus rostros y la desesperación en sus ojos es cuando me doy cuenta que Dios me está hablando y diciéndome que debo crear conciencia sobre la manera de alimentarme.

Usted que está leyendo este manual, guárdalo en sus archivos y póngalo en práctica, que no sea un libro más de tantos que ha leído, quiero que este compendio le ayude a cambiar sus hábitos alimenticios y la de sus seres queridos. Pensemos por un momento qué problemas y sufrimientos pueden acarrearnos mañana nuestros hábitos de hoy.

El hecho de ver a tanta gente sufriendo con la llamada "ENFERMEDAD" me ha hecho tomar conciencia de mis propios hábitos alimenticios (del comer y del beber). Y quiero que ni usted ni yo lleguemos a ser como esas personas que he visto postradas en camas por más de 12 años. Recapacitemos y pensemos que lo importante no es lo agradable que son los sabores para nuestro paladar sino las consecuencias que esos sabores nos pueden traer. Nuestra salud puede estar muy bien aparentemente pero si continuamos con esos mismos hábitos, no lo estará mañana. Si no nos controlamos ahora, mañana las consecuencias serán irreversibles.

"Es mejor poner una fuerte barrera a la enfermedad que poner una ambulancia al pie de ella"

LA IMPORTANCIA DE LAS SALES MINERALES

Los minerales son indispensables para el buen funcionamiento del organismo humano, representan cerca de un 4% de nuestro peso corporal y se distribuyen en similares proporciones en todos los tejidos. Todos esenciales; puesto que el organismo no es capaz de producir ninguno por sí mismo y necesita adquirirlos de los alimentos que conforman la dieta diaria para evitar carencias.

La función principal de las sales minerales es la de regular el equilibrio osmótico de las células con su entorno acuoso. Algunas sales minerales desempeñan funciones especiales como participar en la transmisión de impulsos nerviosos. Nuestro organismo debe estar provisto diariamente de estas sales.

Azufre: ayuda a la combustión del azúcar, forma huesos, desintoxica, hace crecer el cabello y tonifica. Dado que el azufre se encuentra presente en la queratina, que es una sustancia proteica de la piel, uñas y pelo, participa en la síntesis del colágeno, favorece la depuración de toxinas por parte del hígado viéndose especialmente beneficiada la piel en casos como la psoriasis, dermatitis, eczemas, acné, etc. Es un purificador de la sangre y ayuda a la eliminación de las mucosidades.

Se encuentra en alimentos como el ajo, la cebolla, tomates, hojas de col rizadas, berros, judías verdes o vainitas, repollo, germen de trigo, frijoles, brócoli, espinacas, nabo, espárragos, pepino, coliflor, apio, pescado, cerezas, albaricoques, sandías, naranjas, peras, melocotones, frambuesas, manzanas, fresas, avellanas y almendras. Los baños termales son ricos en azufre, ayudan al mejoramiento de la piel, alivia los dolores óseos y musculares.

Calcio: forma parte de huesos y dientes e interviene en la contracción muscular, en la excitabilidad nerviosa y junto con el potasio y el magnesio, es esencial para una buena circulación y coagulación de la sangre. Se encuentra en la uva, la soja y sus derivados, la leche de almendras, el sésamo, la melaza, la leche de coco y de avena, en ciertas algas, fresas, nueces, avellanas y almendras, higos secos, hojas de col rizadas, perejil, las algas de kelp, ciruelas, trigo entero, cebada, avena, frutos frescos y cítricos, verduras, en el agua natural de manantial.

Cloro: su función es mantener el equilibrio de los electrolitos. Mejora la memoria y fortalece el hígado. Se encuentra en las aceitunas verdes, las sardinas, zanahoria, remolacha, pan integral, celery, col, coliflor, repollo rojo, rábanos, nabos, berros, betabel, las alcachofas, apio, espinacas, rábanos, coco, espárragos, lechuga, cebolla, tomate, hinojo, pescados, ciruelas.

Cobalto: contribuye en la formación de los glóbulos rojos, ya que forma parte de la vitamina B12 que se puede sintetizar en la flora intestinal. Se encuentra en los pescados, remolacha, cebolla, higos, lentejas.

Cobre: participa en la asimilación de la vitamina C y la asimilación de los alimentos. Indispensable en la formación de huesos, es un antiinflamatorio, útil contra la artritis. Se encuentra en la uva, pera, naranja, almendras, avellanas, cereales integrales y legumbres.

Cromo: participa en el transporte de proteínas y mejora la diabetes. El cromo cuando forma complejos como el factor de tolerancia a la glucosa sirve para potenciar la efectividad de la insulina, la hormona responsable del metabolismo del azúcar en la sangre. Se encuentra en la cebolla, los berros, las papas, y la levadura.

Flúor: está muy relacionado con el silicio y el calcio. Previene las enfermedades contagiosas, ayuda contra la caries, protege la estructura ósea. Se halla en los tomates, espinacas, espárragos crudos, yema de los huevos crudos, ajo, col de bruselas, coliflor, repollo, berros, el pescado, pistachos, avellanas, trigo integral, las manzanas y uvas.

Fósforo: es nutriente del cerebro, es sostén nervioso y elemento constituyente en la estructura de los huesos. Interviene en la actividad nerviosa y muscular. Tiene también un papel importante en el almacenamiento y la utilización de energía. Se encuentra en las manzanas ciruelas, nueces, avellanas, almendras, los cereales integrales, frutos secos, en la soja, espinacas, coliflor, pepinos, lechuga, papas, cebolla, maíz, trigo, cebada, frijoles, legumbres y en el pescado.

Hierro: es una de las sales esenciales más importantes del cuerpo humano, forma parte de la hemoglobina que transporta el oxígeno hasta las células. Es necesario para la utilización de las vitaminas del grupo B. Importante ayuda para el sistema inmunológico. Se encuentra en el trigo, los frutos frescos, ciruelas, cerezas, albaricoque, melocotón, manzanas, peras, naranjas, fresas, nueces, pasas, avellanas, almendras, dátiles, higos, lentejas, verduras de hojas verdes, jugo de betabel crudo, semillas de calabaza, girasol espinacas, tomates, cebolla, lechuga, berros, col, pescados, legumbres, frutas desecadas, perejil, levadura. La planta más rica en hierro es la raíz de diente de león. La falta de hierro puede acarrear anemia ferropénica, debilidad, problemas menstruales, mayor riesgo de infecciones y mala nutrición.

Magnesio: el magnesio está presente en grandes cantidades en nuestro organismo. Más de la mitad se encuentra en los huesos; el resto se encuentra sobre todo en los líquidos intracelulares de los tejidos. Por lo menos la mitad del magnesio de nuestro cuerpo está combinado con calcio y fósforo en los huesos, el resto está en los glóbulos rojos, músculos y otros tejidos blandos. Imprescindible para la correcta asimilación del calcio y de la vitamina C.

Equilibra el sistema nervioso central, es necesario para la digestión, permite la transmisión de los estímulos nerviosos a los músculos, aumenta la secreción de la bilis, tiene un suave efecto laxante. Está presente en el sésamo, maní, pistachos, cacao, levadura, cereales integrales, coco, cerezas, higos, limones, toronjas, naranjas, peras, melocotones, jugo de granada, piñas, verduras verdes, guisantes, pepinos, tomates, maíz, avena, legumbres, frutos secos, pescado, algas magnésicas, cereales integrales, nueces, almendras, miel, cebada, maíz, trigo entero y como ion inorgánico se encuentra en la clorofila.

Molibdeno: el molibdeno es un oligoelemento que actúa como cofactor en muchos sistemas enzimáticos. También interviene en el papel fisiológico de los aminoácidos que contienen azufre. Ayuda en la prevención de las caries y la anemia. Se halla en alimentos como las levaduras, vegetales de hojas verdes, cereales integrales.

Nitrógeno: es un constructor de músculos y ligamentos. Su presencia permite librar al cuerpo de sus desperdicios. Este se encuentra en las habas, los frijoles, lentejas, chícharos, pescado, nueces de la india, almendras, avellanas, coco, huevos.

Níquel: es necesario para el buen funcionamiento del páncreas. Se encuentra en las ciruelas, albaricoques, uvas, cerezas, cereales integrales, perejil, legumbres y espinaca.

Oxígeno: sin él no habría vida, todas las células del cuerpo necesitan del oxígeno para poder vivir, la mayoría de las personas no tiene en su cuerpo la cantidad necesaria a pesar de que es tan libre como el aire. Es muy importante respirar ampliamente mientras se camina. El oxígeno se encuentra en las manzanas, las peras, los nísperos, remolacha, la sandía, higos, las uvas, jugos de vegetales verdes, melón, naranjas, toronjas, tomates, perejil, cebolla

Potasio: actúa como regulador en el balance de agua en el organismo y participa en la contracción del músculo cardíaco. Es un purificador del jugo digestivo e intestinos, es nutriente de los músculos y de las células cerebrales, tonifica el organismo. Se halla en las almendras, avellanas, coliflor, col, apio, guisantes, tomates crudos, zanahorias, semillas de girasol, pistacho, espinacas, espárragos, perejil, rábanos, papas, pepinos, bananas, frutos secos, cerezas, ciruelas, sandía, lechuga, patatas, legumbres, aceitunas y verduras frescas, maní.

Selenio: protege las células, retrasa el envejecimiento y previene el cáncer. El selenio neutraliza los radicales libres, antes de que puedan dañar los tejidos corporales. Es un potente antioxidante. Se encuentra en los tomates, el brócoli, la cebolla, el ajo, en el salvado y el germen de trigo, la levadura

Silicio: es un gran antiséptico orgánico. Indispensable para la asimilación del calcio, la formación de nuevas células y en la nutrición de los tejidos. Su ausencia produce caída del cabello, caries, tuberculosis, envejecimiento prematuro, depresión mental y problemas circulatorios. Se encuentra en las almendras, coco, durazno, cerezas, avena, cebada, trigo, pepinos, maíz, espinacas, tomates, lechuga, espárragos, apio, cebolla, sandía, higos, cerezas, fresas, etc.

Sodio: es un mineral que el cuerpo necesita para su funcionamiento apropiado. El cuerpo utiliza el sodio para regular la presión arterial y el volumen sanguíneo, es un alcalinizante y ayuda a la curación de enfermedades. Influye en la eliminación de toxinas. Se encuentra en los jugos de vegetales, jugos de frutas, pescado, el quelato (kelp), el musgo irlandés, los frijoles, yema de los huevos, nueces, aceitunas, los cereales integrales, pan integral, apio, espinacas, papas, celery, diente de león, col, zanahorias, rábanos, tomates, espárragos, higos, fresas, manzanas.

Yodo: el yodo es un componente esencial de la hormona tiroidea, tiroxina, que regula las reacciones metabólicas, involucradas en la oxidación, ayuda a regular el crecimiento y el volumen del cuerpo para el funcionamiento de la tiroide, mejora la agilidad mental, quema el exceso de grasa y desarrolla correctamente las uñas, cabello, piel y dientes. Previene el envenenamiento del sistema nervioso. Se encuentra en la sal de mar, algas marinas, pescados, melón, fresas, piña, uvas, fresas, peras y mangos, zanahorias, espinacas, perejil, rábanos, ajos, berros.

Zinc: combate el estrés y es beneficioso para el crecimiento y la piel. Protege a las células contra el estrés producido por la oxidación; es necesario para el metabolismo del selenio y de la vitamina E, que son importantes factores antioxidantes. Se encuentra en los melocotones, naranjas, levadura y germen de trigo. La carencia de zinc lleva a una mal función generalizada de todos los aparatos, especialmente del sistema inmunitario, endocrino y de la reproducción.

CONSEJOS SOBRE COMBINACIÓN DE ALIMENTOS

Es importante destacar que no todos los alimentos se pueden mezclar, algunos de ellos cuando son mal combinados se fermentan y causan pudrición en nuestro organismo. Cuando los alimentos son combinados adecuadamente promueven la digestión y el proceso de eliminación. La combinación correcta de los alimentos está estrechamente relacionada con el proceso de la digestión.

Los hidratos de carbono y las proteínas son químicamente incompatibles. Cuando comemos carbohidratos el estómago segrega jugos gástricos alcalinos y cuando comemos proteínas el estómago segrega jugos gástricos ácidos, estos jugos gástricos impiden la acción del ácido. Por lo tanto, si combinamos estos dos alimentos en una sola comida el estómago requiere jugos digestivos alcalinos y ácidos. El estómago interpretará esto como una señal de que necesitamos más de cada uno de los jugos gástricos por lo que segrega jugos más alcalinos y ácidos. Luego de cierto tiempo de haber digerido estos alimentos se produce una indigestión o acidez estomacal. Por lo tanto no se debe mezclar:

Grasas con azúcares: Por ejemplo; aceite y melón o almendras y miel.

Ácidos con almidones: Ejemplo; limones y papas; vinagre y arroz o naranja y pan

Proteína y almidón: Ejemplo; huevos y papas, lentejas y arroz o pan y queso.

Almidón con almidón: Ejemplo; papas y arroz, arroz y avena o plátano y cereal de trigo.

Proteína y proteína: Ejemplo; lentejas y pollo, garbanzos y queso o leche y huevos.

Ejemplos de otros alimentos que no se deben mezclar

1. Las ensaladas de frutas sólo se deben hacer de frutas dulces. Hay frutas que no se pueden mezclar, ya que producen reacciones químicas perjudiciales para el organismo, puesto que los aceites de las frutas neutras y los azúcares de las dulces, producen fermentos tóxicos para la vida celular. Tampoco son compatibles con las ácidas, pues al mezclarse los ácidos con los azúcares, retardan la formación de glucosa, permaneciendo más tiempo de lo normal en los intestinos, lo cual produce fermentaciones tóxicas.
2. No consumir verduras y frutas en la misma comida estos no se deben mezclar.
3. Naranja con zanahoria. Eleva la acidez, causa disfunciones en el hígado, estimula el exceso de bilis, produce acidez, reflujo y deterioro de los uréteres.
4. No es conveniente tomar agua y jugo de frutas en las comidas. Debe hacerse una hora antes o una hora después.
5. La naranja debe consumirse sola y a tempranas horas. "La naranja por la mañana es oro, por la tarde plata y por la noche; veneno que mata"
6. Piña con lácteos y sus derivados. Es un tóxico tan poderoso, que revienta cucarachas, la bromelina que contiene la piña potencializa los principios activos que disparan la intoxicación.
7. Papaya con limón. Ocasiona problemas con la hemoglobina y produce anemia.
8. Las frutas deben comerse solas; no mezclarlas con ningún otro alimento.

9. Las frutas dulces se pueden comer a cualquier hora del día.

10. Las frutas no deben consumirse como postres, dificulta la digestión.

11. El vinagre no se mezcla con limón.

12. Las frutas cítricas deben consumirse antes de las 2 de la tarde.

13. Las frutas se deben comer con el estómago vacío preferiblemente, ya que éstas se digieren en el intestino delgado y si el estómago está lleno, esta comienza a fermentar antes de ser digerida.

14. No mezclar los huevos, el queso y la leche con frutas secas o frescas ni con la miel.

15. No mezclar alimentos muy calientes con alimentos muy fríos.

16. Las frutas dulces, la miel y el azúcar, combina mal con las aceitunas y las nueces.

17. Guayaba con plátano. Causa problemas de hiperacidez o acidosis.

18. Carnes, peces y aves no mezclarse con frutas frescas y dulces.

19. No ingerir dos alimentos concentrados a la vez. Los alimentos concentrados son todos aquellos que no son ni verduras, ni frutas. Por su composición química, los componentes de los alimentos son las proteínas, los hidratos de carbono, los lípidos, las vitaminas, y las sales minerales. Según su reacción en el organismo, los alimentos se pueden dividir en acidificantes y alcalinizantes. Los acidificantes son la mayoría de las carnes, huevos y cereales, tras su oxidación, dejan un residuo con gran cantidad de elementos como el cloro, el azufre o el fósforo con capacidad para generar ácidos. Los alcalinizantes, en cambio, dan lugar a un residuo rico en magnesio, potasio, calcio o sodio. Se considera que un adulto debe consumir aproximadamente entre un 30% y un 40% de alimentos acidificantes y entre un 60% y 70% de alimentos alcalinizantes.

Las hortalizas tienen la propiedad de combinar bien con la mayoría de los nutrientes. Sus vitaminas, sales minerales y agua favorecen la asimilación de las proteínas, lo mismo ocurre en los almidones. Sin embargo, es preferible no mezclar las hortalizas (como los guisantes o las judías) que poseen almidones y proteínas con otros alimentos de estos grupos. Se pueden consumir, por ejemplo, con grasas, que no impiden el efecto de las enzimas.

Debemos combinar alimentos que permanezcan en el estómago no más de tres horas; de esta manera, se evita la fermentación, la acidez, los gases y la indigestión. Se pretende que los alimentos pasen rápidamente por nuestros intestinos; y para lograrlo no debemos hacer mal combinaciones. No se debe comer en forma simultánea dos alimentos concentrados como proteínas y carbohidratos (carne y harinas) esta combinación causa que éstos se pudran y no puedan ser asimilados.

Con las carnes comer solamente alimentos de alto contenido de agua, como verduras hervidas o ensaladas crudas. Las pastas, el arroz y las papas se acompañan solamente con verduras y ensaladas. Estas combinaciones no solo le ayudarán a digerir bien los alimentos, sino también a mantenerte sano y a mantener un peso adecuado.

LOS DIEZ PILARES DE LA SALUD

Existen diez pilares de la salud que no deben faltar en nuestro diario vivir, ellos nos ayudarán a mantenernos siempre saludables. Sabiendo acoplar cada uno de ellos de acuerdo a nuestras necesidades básicas y físicas nos darán todos los nutrientes que nuestro organismo necesita. Estos son los 10 grandes soportes necesarios que el ser humano siempre debe llevar dentro y que son imprescindibles para el buen funcionamiento de nuestro sistema.

No olvide llevar esta lista al supermercado cuando tenga que hacer sus compras. Se recomienda comprar los alimentos vegetales orgánicos y frutas que en ninguna etapa de su producción intervienen fertilizantes, herbicidas o pesticidas químicos, así como tampoco en los suelos donde son cultivados o de lo contrario se deberá sumergir los vegetales en agua con limón por 10 minutos para limpiarlos bien

1. El Agua: es de suma importancia para mantener la salud. Mantiene los órganos y tejidos hidratados y elimina las toxinas. El agua representa el 70% del peso de las células, por lo tanto tomando agua se fortalecen las células de la piel, logrando humectarla, limpiarla y mantener su elasticidad retrasando la formación de arrugas.

Es recomendable tomar agua antes y después de alguna actividad o ejercicio físico para evitar, calambres. El agua lubrica mejor las articulaciones y mejora la resistencia de músculos y ligamentos. Se debe tomar agua filtrada mejor que embotellada; es mejor filtrar el agua y no dejar que los riñones lo hagan.

La cantidad de agua a beber depende del peso de cada quien, para saber la cantidad de vasos de agua que se deben tomar diariamente, se divide nuestro peso en libras.

Ejemplo, una persona que pesa 120 libras dividelo entre 2 = 60 onzas de agua que se debe tomar diariamente. 60 oz se dividen entre 8oz que tiene cada vaso y el resultado es 7.5; es decir esa persona que pesa 120 libras, debe tomar 7 vasos y medio de agua diario. A beber agua y no olvide reemplazar el filtro de agua; es menos costoso y menos doloroso que reemplazar los riñones.

2. La Fibra: una dieta rica en fibra reduce el colesterol, promueve la salud del colon, mantiene los niveles de glucosa en la sangre, regula el proceso digestivo, reduce las enfermedades coronarias y ciertos tipos de cáncer, facilita la eliminación de las heces, previene el estreñimiento.

Existen dos tipos de fibra: las solubles y las insolubles:

Las solubles disminuyen y absorben los azúcares, colesterol y triglicéridos, ayudando así a evitar enfermedades al corazón. Se encuentra en las frutas como el limón, lima, naranja, banana, la toronja, frutos secos y en verduras crudas, espinacas, el brócoli, judías verdes (vainitas), algas marinas, granos integrales y germinados, frijoles negros, frijoles pintos, en la avena, nueces, trigo integral, manzanas, fresas.

Las insolubles disminuyen el tiempo del paso de los desechos y previene enfermedades gastrointestinales. Esta fibra se encuentra en las frutas como las ciruelas, albaricoques, fresas frescas, manzanas, plátanos, higos, naranjas, peras. En verduras como espárragos, coles de bruselas, zanahoria, judías, frijoles, brócoli y en los cereales como el arroz integral, pan integral, salvado de trigo, salvado de avena. Todos estos alimentos tienen efectos muy beneficiosos para la salud. El contenido de fibra también se encuentra en la cáscara de silio y la pectina de manzana.

El exceso de consumo de la fibra puede tener un efecto perjudicial en nuestro organismo causando anemia, diarreas y dolores en la zona abdominal ya que la fibra dietética no permitiría el aprovechamiento de energía y de minerales como el hierro y el zinc. Por esta razón, el consumo ideal de fibra debe ser entre 20 a 30 grs. diarios.

3. Los Antioxidantes: son la defensa natural del organismo que combate contra los radicales libres. Los alimentos altos en antioxidantes ayudan en gran manera a combatir el daño de los radicales libres. Los antioxidantes se encuentran en los alimentos que contienen vitamina C vitamina E, betacarotenos, uvas negras, los blueberries, las naranjas, el mango, la sandía, melón, brócoli y los alimentos de color anaranjado como la calabaza, el zapallo, la zanahoria, duraznos, damascos son fuente de beta caroteno los cuales poseen un alto poder antioxidante y es esencial para mantener en buen estado nuestra piel y tejidos.

4. Las enzimas: actúan como catalizadores; facilitan y aceleran muchísimas reacciones químicas que se producen en nuestro organismo sin que ellas mismas sean cambiadas o destruidas durante esa acción. Se encuentran en todos los tejidos de nuestro organismo. Las enzimas ayudan a eliminar el estreñimiento y los problemas digestivos, reduce la acidez y ayuda a equilibrar los azúcares de la sangre, posee efecto antiinflamatorio, y disminuye la oxidación causada por los alimentos no digeridos, elimina el dióxido de carbono de los pulmones, mejora nuestra capacidad mental y regula nuestro peso corporal.

Las enzimas se encuentran en los vegetales crudos, en las algas marinas y en los brotes germinados de soja verde, de alfalfa, quinoa, trigo, lentejas, alholva (fenogreco), brotes de grelo, en las frutas como la papaína de la papaya, la bromelaína de la piña.

5. Los ácidos grasos o lípidos: el organismo no puede permanecer sano sin las grasas, los componentes de las grasas son imprescindibles y se debe consumir una dieta con una composición de grasa, no debe consumirse más del 30% de la energía consumida y estas grasas deben ser de origen vegetal.

Las grasas o lípidos, son las fuentes con mayor concentración de energía en la dieta. Las grasas proveen energía y actúan como vehículo para la grasa soluble en las vitaminas A, D, E, K y favorece en la absorción de la vitamina D. Los depósitos de grasa protegen y cubren algunos órganos como los riñones, corazón e hígado. También ayuda al calcio para ser absorbido por los tejidos del cuerpo para los huesos y los dientes.

Como un suplemento diario se debe consumir alimentos ricos en grasas, como los omega 3 encontrados en el pescados como el salmón y la caballa, nueces, las avellanas, aceitunas, maíz, vegetales, el aceite de linaza, aceite de canola, aceite y semillas de soja, germen de trigo, hojas de lechuga, aguacate.

6. Los Probióticos: los principales son los lactobacilos y las bifidobacterias. Son microorganismos que ayudan al organismo a la asimilación de nutrientes y a la eliminación de residuos, estos microorganismos vivos o bacterias buenas que brindan efectos benéficos al organismo, reducen la intolerancia a la lactosa, reduce el riesgo de cáncer del colon, estimula las defensas del organismo, impiden el crecimiento de bacterias patógenas que producen enfermedades en el intestino grueso, previene y controla la diarrea, luchan contra la inflamación matando los microorganismos malos.

Los probióticos son considerados alimentos funcionales, es decir alimentos enriquecidos que aportan a quien los ingiere, beneficios nutricionales. Por lo tanto, además de nutrir a quien los consume, colonizan el intestino modificando positivamente la flora intestinal y mejorando el funcionamiento del sistema inmune. Se encuentran en la alimentación de todos los días, en forma natural; pero no siempre lo sabemos. Si consumimos vegetales, la soja, cereales, aceitunas, pescados, el ajo, el trigo, remolacha, cebolla, melocotones, alcachofas, jugos de frutas bien frescas, la levadura; estaremos reforzando nuestro organismo de probióticos.

7. Las vitaminas: éstas se encuentran en todos los vegetales frescos y crudos, como las hortalizas, las frutas y las semillas. Cada vitamina provee necesidades básicas para el organismo y la falta de ellas desnutre nuestro sistema. El organismo humano debe proveerse de vitaminas acudiendo al reino vegetal y a la naturaleza viva. Es muy importante el aporte que tiene la energía solar sobre las frutas (ricas en diversos tipos de vitaminas), en las plantas con su clorofila. El sol es el factor principal pues la energía que reciben las plantas de él hace que este sea la primera causa de nutrición transmitida al organismo por medio de las plantas y los frutos.

Nuestro organismo necesita ser proveído de todas las vitaminas; las más importantes están clasificadas en vitaminas A (antirraquítica), vitamina B (antiberibérica), vitamina C (antiescorbútica), vitamina D (estimulante del crecimiento), la vitamina E (llamada también tocoferol y tocotrienoles).

Vitamina A: pertenece al grupo de las vitaminas liposolubles (soluble en grasa) se halla en los cereales como el germen de trigo, el maíz, la harina integral, frutas como el durazno, el albaricoque, el melón, el melocotón, mandarina, las ciruelas secas, en los frutos secos como el maní, pistacho, almendras, semillas de sésamo, en las verduras como la raíz de diente de león, las acelgas, perejil, espinacas, zanahorias, las endivias, tomates, los espárragos, pimientos, la calabaza, legumbres como la soja y las alubias, en los aceites como el de oliva, de soja y de girasol, en la yema de los huevos, en el alga nori, en la alfalfa germinada, en el zapallo, el brócoli, la batata, ají, lechuga, col de bruselas, etc.

Funciones que cumple la vitamina A en nuestro sistema: Ayuda al sistema reproductivo, al sistema inmunológico, sistema óseo (crecimiento y desarrollo de los huesos), antioxidante (previene el envejecimiento de las células y la aparición del cáncer), elimina los radicales libres, es fundamental para la visión.

La falta de vitamina A puede afectar cualquiera de estos sistemas, las personas que no consumen lácteos, ni huevos, pueden sustituirlos por 3 a 4 porciones diarias de frutas de color naranja o amarillos y por vegetales de hojas verde oscuro. Esta vitamina es indispensable para el organismo.

Vitamina B: se halla en los granos y cereales integrales, productos cereales enriquecidos, patatas, leguminosas, frutos secos, levadura (extracto seco).

Vitamina B1: conocida como tiamina se encuentra en la avena, el maíz, el trigo, la levadura de cerveza, frutos secos, legumbres, garbanzos, lentejas, nueces, avellanas, ajos, papas, etc. Es buena para el correcto funcionamiento del sistema nervioso. Las personas con problemas intestinales y personas mayores, no pueden absorber bien esta vitamina, las personas que ingieren demasiado alcohol, y los fumadores, disminuyen la absorción del complejo vitamina B. No se debe tomar café ni té después de las comidas ya que inhiben la absorción de esta vitamina. La carencia de vitamina B1 provoca baja de peso, problemas cardíacos, irritabilidad, convulsiones.

Vitamina B2: se encuentra en las papas, la zanahoria, miel, almendras, coco, champiñones, salvado de trigo, lentejas, el mijo, nueces, duraznos, levadura de cerveza, espinacas. Esta vitamina raramente se presenta con deficiencia en nuestro organismo. Su carencia produce inflamación en las encías, trastornos de la piel y produce anemia.

Vitamina B3: también conocida como niacina, interviene en el metabolismo de proteínas, hidratos de carbono y grasas, participa en el crecimiento, en el buen estado de la piel y en el sistema sanguíneo, respiratorio y nervioso. Es hidrosoluble (soluble en agua), y se presenta en forma de ácido nicotinamida y nicotínico directamente a través de la ingesta de alimentos. Esta vitamina junto con las otras del complejo B, provee de energía, mantiene la piel sana, estabiliza la glucosa en la sangre, mejora el sistema circulatorio y el nervioso.

La vitamina B3 se encuentra en las legumbres, las levaduras, los cereales integrales y sus derivados, avena, aguacates, dátiles, papas, alcachofas, guisantes, maní, almendras, salvado y germen de trigo, arroz y harina integral, pan de trigo integral, setas, pescado, los huevos, etc. El no proveer al organismo de esta vitamina puede afectar todas las células del cuerpo.

Vitamina B6: se encuentra en todos los vegetales y legumbres verdes. Interviene en los procesos de maduración de los glóbulos rojos de la sangre y conservación de la piel. Su carencia provoca desequilibrio en el sistema nervioso, trastornos mentales, afecciones estomacales e intestinales.

Vitamina B12: se encuentra en el maní, levadura de cerveza, pan integral, lentejas, nueces, frutas y verduras. Esta vitamina tiene la particularidad de favorecer una mejor asimilación de los alimentos. Su carencia provoca bajas en las defensas, mal funcionamiento del sistema nervioso, poco crecimiento.

Vitamina C: se encuentra en los pimientos, las naranjas, guayaba, kiwi, pomelos, limones, coles de bruselas, perejil, plátanos, coliflor, patatas, aguacates, apio, rábano, soja, manzanas, papayas, melones, mangos, sandías, zanahorias, granadas, moras, piñas, peras, uvas, fresas, frambuesas, cocos y su jugo. La vitamina C posee propiedades antioxidantes ayudando a la eliminación de los radicales libres, ayuda a eliminar sustancias contaminantes como el plomo las cuales pueden penetrar al organismo por ingestión o inhalación, posee propiedades anti-bacterianas capaces de inhibir el crecimiento de la bacteria helicobacter pylori en el estómago, por lo que su utilización ayuda en la prevención y curación de úlceras gástricas o tumores cancerígenos. Puede ayudar a frenar el avance del mal de Párkinson, diabetes, sistema circulatorio, respiratorio, ocular, herpes, piel, cicatrizante, resfriados, encías, tiroides, y estreñimiento.

La vitamina C es hidrosoluble (se disuelve en el agua), por lo que es conveniente pelar las frutas y los vegetales justo antes de comerlos. Las personas con anemia deben consumir vitamina C en sus alimentos ya que les ayudará a mejorar los niveles de hierro en el organismo. Si la vitamina C es ingerida por medio de los alimentos vegetales es imposible que llegue a causar intoxicación, porque el organismo absorbe la cantidad necesaria y expulsa la no necesaria; pero se ha comprobado que es perjudicial en dosis de más de 2000 mg diarios produce dolores de cabeza, problemas para conciliar el sueño, diarreas y piedras en los riñones.

Vitamina D: se da de forma natural por el cuerpo humano cuando se expone a la luz solar directamente. La exposición a la luz solar es suficiente. La mayor fuente natural de vitamina D es la producción de la misma en el organismo por acción de las radiaciones ultravioletas del tipo B solares. Se considera que la exposición al sol durante 10-30 minutos de dos a tres veces por semana es suficiente para cubrir los requerimientos.

Otras fuentes de vitamina D son el bagre o pez gato, es el alimento con más cantidad de vitamina D (85 gramos de este pescado proporcionan 425 UI), cantidad diaria recomendada de vitamina D en un adulto, 100 grs. de salmón asado o cocido contiene 360 UI de vitamina D. Los aceites de hígado de pescado, hígado de bacalao, también son alimentos con una alta cantidad de vitamina D. Una cucharada ofrece 1.360 UI de esta vitamina. También se encuentra en las sardinas y los champiñones. La vitamina D pertenece al grupo de las liposolubles, esta vitamina interviene en la absorción del calcio y el fósforo.

Vitamina E: se encuentra en la soja y sus derivados, en el aceite de girasol, aceite de maíz, avellanas, almendras, germen de trigo, germen de maíz, la yema de los huevos, el coco, los cacahuates (maní), nueces, pan integral, cereales y vegetales de hojas verdes. Esta vitamina elimina sustancias tóxicas, ayuda a remover las ingresadas al organismo por los fumadores. La vitamina E es destruida por las grasas poliinsaturadas, la exposición a la luz, las frituras y ante el oxígeno.

Es un antioxidante liposoluble que ayuda a proteger los ácidos grasos, cuidando al organismo de la acumulación de moléculas tóxicas que provienen del metabolismo normal y de las adheridas por las vías bucales y respiratorias. Reacciona ante los radicales libres, protege a las células de las radiaciones, las drogas (como medicamentos), de los compuestos tóxicos y de los metales pesados como el mercurio, la plata y el plomo. Esta vitamina también puede proteger al organismo del sistema inmune, nervioso y cardiovascular, la visión, el envejecimiento, el estrés oxidativo, fertilidad en el sistema reproductivo, cicatrizante, contra la anemia, y ayuda a proteger las membranas celulares del daño que producen los radicales libres, el cual puede conducir al desarrollo de enfermedades crónicas como el cáncer.

Vitamina K: esta vitamina tiene tres tipos de compuestos, la K1 se encuentra en los vegetales de hoja verde oscura, en la alfalfa, cereales integrales, los tomates, la K2 es producida por las bacterias intestinales y la k3 es una variante sintética de las anteriores y esta se suministra a personas que no metabolizan bien las vitaminas K naturales.

La vitamina K es la última de las vitaminas liposolubles, esta vitamina ayuda al sistema de coagulación de la sangre, ayuda a evitar hemorragias. Disminuir su consumo hace que los tiempos de coagulación sean más prolongados.

Ácido fólico: es hidrosoluble, conocido anteriormente como vitamina B9, ayuda en la formación de las células sanguíneas ya que posee algunas enzimas necesarias para la formación de los glóbulos rojos, previene la anemia y ayuda a mantener una piel sana. Sintetiza el ADN (ácido desoxirribonucleico), que trasmite los caracteres genéticos, y el (ácido ribonucleico), necesario para formar las proteínas, los tejidos del cuerpo y otros procesos celulares. Disminuye las enfermedades cardiovasculares.

El ácido fólico se halla en verduras de hojas verdes, legumbres como habichuelas, alubias, radiccio, la espinaca, frijoles, judías, cereales integrales como el arroz, el trigo y el maíz, frutas (banana, toronjas), pan integral, lechuga, fresas, está muy relacionado con la vitamina B12. La carencia de este ácido provoca anemias, enrojecimiento de la lengua, trastornos digestivos e intestinales, y mayor vulnerabilidad a lastimaduras. Este ácido es administrado a pacientes afectados de anemia macrocítica, estomatitis, leucemia y cáncer. La falta de ácido fólico en nuestro organismo bloquea la correcta división y duplicación de las células.

Cuando las vitaminas y los nutrientes no son bien asimilados, empieza la llamada inflamación causante de todas las gravedades. Si no se tienen las enzimas y la fibra correspondiente, muchos de los nutrientes esenciales en los alimentos serán expulsados apresuradamente del cuerpo y serán eliminados a toda velocidad. Si se está ingiriendo una alimentación alta en ácidos o comidas que producen ácidos y el organismo carece de antioxidantes, los nutrientes que se consumen no podrán ser absorbidos. Para combatir esto se debe ingerir todo tipo de alimentos ya que ellos contienen toda la fibra, los antioxidantes, minerales, vitaminas que el organismo necesita para luchar contra los radicales libres y otras bacterias no amigables.

Es bueno hacer una lista de todos los alimentos que nuestro cuerpo necesita como vegetales, legumbres, plantas, granos, semillas, frutas y consumirlos diariamente; combinándolos con pasta, arroz, pan pero de origen integral como el pan Ezequiel 4:9 que nos proveerán toda la fibra y alternarlos. No consumir en exceso la misma vitamina, ya que nuestro cuerpo libera algunas vitaminas naturalmente, pero hay unas que no y pueden causar anormalidades en el sistema.

Hago hincapié en consumir todos los días alimentos que contienen vitaminas, minerales, ácido fólico, fibra, antioxidantes, alimentos alcalinos, enzimas, y bifidophilus (probióticos). La madre naturaleza tiene todo un arsenal de alimentos que sabiendo combinarlos y alternarlos nos proporcionarán todos los nutrientes que nuestro organismo necesita. En este manual se muestra una gran variedad de alimentos y las vitaminas que estos contienen. Úsalos como una guía para tu alimentación.

8. Los minerales o las sales minerales: la mejor manera de aportar al organismo los minerales que necesita es consumir diariamente aceitunas, maní, soja, semillas de girasol y de sésamo, maíz, frutas, vegetales y verduras bien frescas preferiblemente crudos o pasados por un proceso de cocción al vapor, no a ebullición para que no pierdan sus vitaminas. Las plantas y especialmente las frutas son el laboratorio en donde la naturaleza prepara la vitalización de todas las sustancias minerales y las combina con las proteínas, carbohidratos, grasas, y vitaminas necesarias para la buena salud y el buen funcionamiento de los órganos.

9. Las proteínas: son importantes y esenciales para el mantenimiento de nuestros músculos. La escasez o el exceso de ella en nuestro organismo puede ser perjudicial.

Las proteínas son utilizadas por el cuerpo para darle sostén a los tejidos reparadores. Producen anticuerpos capaces de combatir infecciones y mantener el correcto funcionamiento del organismo. Si no consumimos suficientes proteínas, nuestro organismo las tomará de los tejidos de nuestro cuerpo provocando el desgaste de la masa muscular y la flacidez de ella.

Las proteínas proporcionan los aminoácidos necesarios para la síntesis tisular, actúan como catalizadores biológicos y son esenciales para crear enzimas que ayudan a digerir los alimentos. Las personas que practican ejercicios deben ingerir en mayor cantidad proteínas para recuperar y construir el tejido muscular. Pueden provenir de fuentes animales o vegetales, las de origen vegetal son absorbidas mejor que las de origen animal. Las fuentes más ricas en proteínas provienen de los granos secos como frijoles, lentejas, cebada, avena, maíz, trigo, pescado, la carne de soja, claras de huevos, legumbres como las habas secas, garbanzos, lentejas, la soja, guisantes secos, nueces, almendras, maní, pistachos, hongos, germinados de las semillas, etc. Es aconsejable consumir proteínas bajas en grasas.

10. Los hidratos de carbono: son alimentos que nos transportan energía a nuestro organismo a través de la glucosa, esta energía tiene una gran importancia para el cerebro y el sistema nervioso ya que sus células necesitan diariamente un aporte de glucosa. Es tan importante incluir en nuestra dieta tanto proteínas como carbohidratos.

Existen dos tipos de hidratos, los de absorción rápida y los de absorción lenta. Los más recomendados son los carbohidratos de absorción lenta, los de absorción rápida deben comerse con moderación ya que sus carbohidratos se asimilan en forma rápida; el organismo no los quema y se transforman en reserva de energía o en grasa. Los de absorción rápida es recomendable ingerir los zumos de frutas, las frutas enteras y la miel. Los de absorción lenta se recomiendan para que la dieta sea más equilibrada y saludable, estos son los cereales integrales, arroz integral, pan integral, harina de trigo, las legumbres, las papas, la calabaza, el plátano, yuca. Las frutas y verduras que contienen carbohidratos no debe faltar en la dieta; ya que estos se asimilan lentamente y aportan la glucosa necesaria para la producción de insulina, además de la cantidad de nutrientes y antioxidantes que contienen, son mucho mejor que los de origen animal.

CAPÍTULO III

LIMPIANDO NUESTRO ORGANISMO

CÓMO DESINTOXICAR NUESTRO CUERPO EN 1 MES

Removiendo Células Muertas

Esta es una terapia muy estimulante y placentera con múltiples beneficios para la circulación de la sangre y la eliminación de las células muertas. Conserva los poros abiertos; además revive la piel dejándola muy suave y quitando toda la resequedad. Revitaliza y aumenta la capacidad de eliminación de toxinas por la piel. Activa las glándulas productoras de hormonas y aceites, ejerce poderosa influencia restauradora en el sistema nervioso ya que estimula las terminaciones nerviosas de la piel, previene resfriados, contribuye a que la tonicidad muscular sea sana y la distribución de depósitos grasos sea normal.

Esta terapia se debe hacer de dos a tres veces por semana, preferiblemente antes del baño. Con un cepillo de cerdas naturales de uso corporal; empezamos desde las uñas del pie derecho y con movimientos rotativos vamos avanzando lentamente presionando las cerdas del cepillo sin lastimarse y vamos subiendo por toda la parte derecha del cuerpo, por las piernas, muslos, abdomen, pecho, cuello y cara (para el cuello y cara escoger un cepillo de cerdas naturales más suaves), si la piel de su cutis es demasiado sensible omita el masaje del cepillo. Luego procedemos de la misma manera por el lado izquierdo siguiendo la misma secuencia y continuando después por la parte de atrás del cuerpo desde arriba hacia abajo, empezando por los hombros. Inverso a la parte de adelante.

Luego tomamos una toalla de tamaño mediana o que le resulte cómoda de manejar, la humedecemos con agua fría y después de haber realizado el cepillado, frotamos inmediatamente la piel para remover las células muertas. Comenzando por la parte de adelante desde abajo hacia arriba y por detrás desde los hombros y cuello hasta abajo (los pies). No cepille las zonas de su piel irritadas, lastimadas o infectadas. Esta técnica aplicada con frecuencia semanal y en orden, equilibra el sistema nervioso, ganglionar, glandular y hormonal. Al terminar cada sección se debe lavar muy bien los cepillos y secarlos al sol ya que estos se llenan con rapidez de las impurezas y células muertas extraídas de la piel. La toalla debe lavarse con agua bien fría varias veces mientras se usa para remover las células. Concluyendo que esta terapia o masaje del cepillo dejará la piel tan suave y los músculos tan tonificados que sentirá el deseo de practicarlo diariamente.

Respirando conscientemente

El estado emocional y la respiración están estrechamente ligados, por lo tanto la respiración es para el ser humano un medio privilegiado de entrar en contacto con sus emociones. Cuando se está tenso la respiración es incompleta y corta, los hombros y el estómago están contraídos, el diafragma no está libre. Mediante la respiración es posible influir en las vivencias emocionales y lograr un estado de calma. La práctica de la respiración consciente, tiene repercusiones muy positivas sobre el entorno general del organismo y el buen funcionamiento de los órganos que se cargan de energía. Esta práctica consiste en tomar conciencia del aliento que entra y que sale por las fosas nasales sin modificarlo.

Este ejercicio de respiración puede realizarse en cualquier momento y lugar, pero al comienzo de la práctica es preferible buscar un lugar de circunstancias favorables, rico en energía apta para recargar; como caminar a la orilla del mar o en una zona llena de vegetación. La respiración consciente puede también practicarse tendido de espaldas o sentado en una posición cómoda y totalmente inmóvil, con la espalda bien recta. Cabe señalar que los beneficios de la respiración consciente aumentan cuando el cuerpo ésta suelto, para conseguir esto se recomienda practicar previamente algunos ejercicios adaptados como posturas de yoga o gimnasia suave. (Si eres principiante practique bajo la vigilancia de un profesor competente).

Este ejercicio de la respiración consciente debe practicarse diariamente para obtener sus frutos y preferiblemente a una hora fija todos los días. Hacer 4 sesiones de respiración cada día en sets de 12 por sesión y con el estómago libre de la digestión. Los ejercicios de respiración consciente se recomiendan, porque el aire bien administrado es el alimento más efectivo y sanador. Además aquieta alteraciones y recupera las deficiencias.

Respiración completa

A. De pie o sentado con el pecho en posición vertical y respirando por las fosas nasales (no por la boca), se inhala firmemente, llenando primero la parte inferior de los pulmones, lo que se obtiene poniendo en juego el diafragma el cual al descender ejerce una pequeña presión sobre los órganos abdominales y empuja la pared frontal del abdomen.

B. Se llena la región media de los pulmones, levantando este con las costillas inferiores, esternón y pecho.

C. Se llena la parte alta de los pulmones, adelantando la parte superior del pecho, levantando este con las costillas superiores.

D. La parte inferior del abdomen se contraerá ligeramente y prestará apoyo a los pulmones, así como también ayudará a llenar su parte superior.

Deben evitarse las inhalaciones bruscas y esforzarse por obtener una acción regular y continua. Se debe retener la respiración algunos segundos, y exhalar muy despacio, manteniendo el pecho en posición firme, metiendo un poco el abdomen y elevando este lentamente a medida que el aire sale de los pulmones. Una vez que se exhala el aire completamente se relaja el pecho y el abdomen. Con un poco de práctica se ejecutará automáticamente el movimiento.

Con este método de respiración todos los órganos del aparato respiratorio entran en acción y todas las partes de los órganos funcionan; incluso las células más apartadas y la cavidad torácica se expande en todas las direcciones. Al final de la inhalación, conviene levantar de vez en cuando los hombros que a su vez elevan las clavículas y permiten que pase el aire libremente al pequeño lóbulo superior del pulmón derecho donde a veces se origina la tuberculosis. Si al ser humano se le acostumbrara desde la infancia a la respiración completa, no tendríamos que lamentar el gran número de defunciones ocasionadas por las enfermedades del aparato respiratorio.

Realizando ejercicios regularmente

Hacer ejercicios tiene muchas ventajas para todas las edades. El ejercicio mejora el estado físico, emocional y espiritual. Una de las ventajas más destacadas del ejercicio es la de acelerar el metabolismo ayudándote a quemar calorías, además ayuda a formar, mantener y fortalecer los músculos. El ejercicio hace que nuestro cuerpo produzca endorfinas, unas sustancias químicas que actúan en nuestra mente haciéndonos sentir felices y en paz.

El ejercicio también aporta sus dosis de energía; te ayuda a controlar el estrés y a relajarte, trayéndote alegría y disminuyendo la depresión leve y la baja autoestima. Ayuda a mejorar la vida sexual, fortalece los huesos puesto que estimula el aumento de calcio, reduce la pérdida de minerales en el organismo, ayuda al equilibrio y coordinación del cuerpo; evitando fracturas, tiene grandes beneficios para la salud cardiovascular.

Hacer ejercicios y mantener un peso adecuado, reduce el riesgo de desarrollar ciertas enfermedades como hipertensión arterial, diabetes del tipo II, obesidad, descalcificación y debilitación de los huesos, colesterol, obstrucción vascular, estreñimiento, tromboembolismo pulmonar, etc.

Los expertos aconsejan realizar ejercicios semanalmente (3 a 5 días por semana), con un mínimo de 20 a 30 minutos diarios. Se deben realizar ejercicios de resistencia al peso (cargar con tu propio peso como trotar, caminar, subir escaleras y colinas, aeróbicos) y ejercicios de fortalecimiento, bicicleta, nadar, ejercicios de flexibilidad y diferentes tipos de deportes. Independientemente de la edad; ejercitarse hará que los músculos se tornen más flexibles y firmes.

Importante consultar con un profesional para que le ayude a desarrollar un plan de ejercicios acorde a su edad y condición física, ya que el no tener un plan desarrollado puede exponerle a lesiones, deshidratación, desórdenes hormonales, debilidad muscular y cansancio.

DESINTOXICANDO NUESTRO
CUERPO, MENTE Y ALMA

"Mente Sana...Cuerpo Sano" Entonces démosle a la mente la importancia que tiene. Mente, Cuerpo y alma deben trabajar juntos para establecer y restablecer la salud, la armonía y el amor a nosotros mismos y hacia los demás. El organismo vivo es propiedad de Dios; le pertenece por el derecho que le confieren la creación y la redención. Por lo tanto, por el empleo equivocado de cualquiera de nuestras facultades, despojamos a Dios del honor que le debemos.

Aquí iniciaremos el proceso de desintoxicación y lo haremos con una dieta purificadora, basada en los alimentos que la naturaleza nos ha dado. Este proceso consta de una limpieza del organismo con alimentos crudos, como vegetales, verduras, frutas, jugos de vegetales crudos y jugos de frutas, tés de hierbas, semillas, baños, exfoliación de la piel, ejercicios, terapia de respiración, descanso, y la aplicación siempre de una mente positiva. Vamos a limpiar nuestro organismo completamente para luego iniciar una vida nueva sin malestares, ni molestias físicas y para lograrlo debemos tener mucha disciplina y perseverancia. Una vez que nuestro cuerpo esté totalmente limpio y libre de impurezas vamos a iniciar nuestro proceso de mantenimiento en la cual toda alimentación debe ser diversificada dentro de las recomendaciones adecuadas con productos de alta calidad y no adulterados, totalmente frescos y de cultivo biológico.

Durante el proceso de desintoxicación las prohibiciones son obligaciones para obtener el éxito en totalidad. Este proceso nos tomará un mes, este mes será de constancia y mucha paciencia; si realmente queremos lograr los mejores resultados. La desintoxicación del organismo debe hacerse dos veces al año como mínimo (cada 6 meses).

Ante todo debemos eliminar las sustancias tóxicas que han contribuido y mantenido la situación actual. Algunos se preguntarán de qué situación actual estará hablando si yo me siento bien; aparentemente las personas se pueden sentir bien pero en realidad no lo están, cada avance tiene un proceso y cada recaída también, que se inicia desde el punto cero hasta llegar al límite. Las personas más jóvenes por lo general no sienten ninguna molestia aunque su estado físico esté yendo en decadencia, estas se manifiestan a edades más avanzadas y muchas veces cuando ya no hay soluciones porque el mal está muy generalizado y avanzado; es por eso que debemos enfatizar la moderación de nuestras costumbres y modos de vida para no tener que llegar a lamentos futuros.

Como lo he mencionado anteriormente debemos abstenernos muy estrictamente en este mes que durará el proceso de desintoxicación de los lácteos de origen animal y sus derivados, del tabaco, café, té (con teína), maní, manteca, jamón, tocino y cualquier tipo de embutidos como salchichas, salame, chorizos, ostiones, peces, ternera y todo tipo de carne animal, la mayoría de los granos y lentejas (sin germinar), la mayoría de las nueces excepto (las almendras y nueces), huevos, harinas blancas, azúcar, frituras, salsas, cítricos, naranjas, tomates, melones, papas cocidas o fritas, pimientos, vinagres, licores, tabaco, etc.

Todos estos productos irritan, degeneran y congestionan los tejidos de la glándula HÍGADO, glándula que debe retener los tóxicos para hacer su tarea y luego expulsarlos por la bilis por lo tanto deben ser excluidos del menú diario durante el periodo de limpieza.

En nuestro proceso de limpieza vamos a integrar los alimentos que generan alcalinidad, recomendables en el menú diario. Higos, frijoles de soja germinados, albaricoques secos 3 al día en porción generosa y muy frescos, espinacas, hojas de nabo, remolacha, uvas pasas, almendras, zanahorias, dátiles, apio, pepinos, lechuga, coles, pomelos, duraznos, piña, manzanas, uvas negras (alta en antioxidantes), bananas bien maduras, sandía (patilla), mijo (millet), nueces de Brasil, coco fresco y su contenido de agua, trigo moro...

Al consumir los alimentos debemos hacerlo con moderación, no debemos comer en exceso porque aún los alimentos de mayor calidad y mejor contenido nutritivo, se echan a perder en el organismo. Todo alimento debe ser tomado a temperatura ambiental no debe estar caliente, muy frío o congelado, para que no se solidifiquen y se conviertan en grasas. Debemos dejar transcurrir 2 ó 3 horas para comer de nuevo o para ir a conciliar el sueño, no se deber ir a dormir inmediatamente después de comer porque se paraliza la digestión convirtiendo lo que en un principio fueron nutrientes en putrefacción.

El organismo solo puede funcionar en forma normal y conservar la salud si cuenta con las reservas alcalinas adecuadas y la proporción acidez-alcalinidad necesarias en los tejidos y en la sangre. El menú del día debe ser más alcalino que ácido, 80% de alimentos productores de alcalinidad y 20% de alimentos productores de acidez para crear una barrera en la salud como resistencia a cualquier anormalidad.

Los alimentos se deben consumir en un ambiente de tranquilidad y quietud, sin disgusto, ni temas desagradables para que el alimento no se transforme con las emociones de incomodidad en ácido o sustancias tóxicas las cuales rompen la existencia de la paz interna y externa.

La desintoxicación permite que los canales de eliminación se deshagan de los desechos y subproductos; es un paso esencial para mantener la salud. Es importante de vez en cuando hacer una depuración y eliminación de toxinas para así mantener abiertos los canales de eliminación y el organismo pueda actuar sin el entorpecimiento de los desechos metabólicos acumulados. Imagínese los efectos de años o décadas de comer carnes, pasteles, postres, gaseosas, papas fritas; el sistema digestivo se encarga de parte de la basura acumulada, pero no está diseñado para funcionar con los azúcares ni las harinas refinadas.

A continuación mostraré una serie de alimentos naturales que le ayudarán a remover los desechos acumulados del colon, fortalecer el proceso de filtración de desechos y ayudarán a la eliminación natural, estos no sólo nos ayudarán a limpiar el organismo; sino a crear un entorno gastrointestinal saludable. Uno de los secretos para mantener el cuerpo saludable es mantener el cuerpo limpio de impurezas por dentro y por fuera.

Vamos a limpiar y desintoxicar nuestro cuerpo completamente incluyendo el hígado, los riñones, los pulmones, el colon, la piel y vamos a ayudar a repoblar el tracto intestinal, ya que la limpieza puede causar la pérdida de la flora intestinal amigable. La desintoxicación del organismo debe hacerse de manera general y no por partes como si fuera una serie de piezas independientes, nuestro organismo actúa como una unidad. Nuestros órganos no trabajan por separados, trabajan todos en conjunto.

El itinerario de desintoxicación y nutrición se inicia desde tempranas horas de la mañana hasta máximo las 9 de la noche, para que el organismo responda a la misma altura. La evacuación intestinal debe estar activa diariamente con un mínimo de 3 evacuaciones o más (indispensable en el mes de desintoxicación).

Se debe tomar como mínimo 8 vasos de líquido al día incluyendo jugos de frutas frescas, jugo de vegetales, agua natural filtrada, infusiones de té y limonadas, indicadas para desintoxicar. Estos líquidos se deben tomar una hora antes del desayuno, un vaso diario. Los cereales indicados se deben ingerir en la mañana, al desayuno o al almuerzo (al referirme a cereales no me refiero a los corn flakes), me refiero a cereales pesados como el mijo, la cebada, la avena en su estado natural. La cena debe ser ligera y temprano para que se haga el proceso digestivo 5 horas antes de la media noche.

En este proceso debemos tomar en cuenta que las personas que empiecen a tratarse naturalmente, notarán que sus cuerpos producirán de un momento a otro, la crisis de sanación. Este fenómeno se presenta cuando el organismo inicia el proceso de limpieza y renovación de células estimuladas por las terapias que indica el programa de desintoxicación.

Todo producto de desecho acumulado en su interior estará buscando salida por todo orificio natural de su cuerpo, como los poros de la piel, la garganta, las fosas nasales, el ano, el caño de la orina, los ojos y oídos en la mayoría de los casos. Las materias morbosas como mucosidades, ácidos, pus, colesterol, grasas, así como las heces fecales antiguas son expulsadas unas veces lentamente y otras violentamente. Esta actividad de eliminación debe ser estimulada, nunca estancada o paralizada.

A medida que la crisis se va presentando, el organismo gradualmente se va sintiendo más liviano y esto indica que él está en vía de renovación y que el tratamiento apropiado va despertando la fuerza vital del cuerpo, el único agente capaz de proveer la salud verdadera. Esta fuerza o energía vital es el patrimonio sagrado con que todo ser humano nace y que cada día vamos disminuyendo a medida que cometemos errores con la alimentación.

La desintoxicación disminuye el peso corporal porque elimina líquidos putrefactos detenidos en el cuerpo y produce irritaciones a través de la piel (órgano mayor de eliminación de toxinas). Por la piel se eliminan todos los venenos, aunque la reacción se presente de manera desagradable su propósito es favorable, mientras más antigua sea la acumulación de desechos más aguda será la reacción.

Es importante también destacar que durante este proceso y en el hábito diario del comer se debe masticar cada bocado muy bien, juega un papel muy importante el masticar despacio, el no leer, telefonear, ver la TV, enfadarse durante la ceremonia del comer, la cual es un momento sagrado. Cuando de comer se trata; comamos en pensamiento, obra, postura y compostura.

No solo nuestro cuerpo necesita desintoxicarse, también nuestra mente y nuestra alma. La salud emocional se refiere al estado de su mente, es cómo usted reacciona a las tensiones diarias, su autoestima y su habilidad para relajarse.

Las afecciones del sistema nervioso, el estreñimiento, la alimentación pobre en vitaminas y minerales, la ingestión de medicamentos, la falta de magnesio y otros nutrientes que nuestro organismo necesita, son la causa del descontrol de emociones que perjudica nuestra higiene mental y para tratar estas afecciones debemos actuar sobre la mente y el cuerpo.

Debemos aplicar la relajación al sistema nervioso, manteniendo pensamientos y actitudes positivas, perdonando las faltas ajenas y las nuestras propias, recuperar la tranquilidad y la calma. Reflexione y descubra dónde están los miedos, la ira y las preocupaciones, recuperando la comprensión que ha obtenido de la reflexión.

Es necesario que durante este mes usted esté libre de trabajos y cargas; tómese un mes de vacaciones para utilizarlo en sus terapias, en su recuperación si se necesita y en su desintoxicación. Su organismo se lo agradecerá y gratificará.

El cuerpo humano está formado por billones de organismos vivientes llamados células. Cada célula requiere un suministro constante de oxígeno, agua pura, y nutrientes para sobrevivir. Los desechos deben ser eliminados. Si las células no reciben estas formas de apoyo mueren, es imposible que cada célula satisfaga sus propias necesidades. Algunas células se agrupan para suplir alimentos a todo el cuerpo, otras se adaptan para coordinar el bombeo de aire fresco hacia adentro del cuerpo y la expulsión del aire viciado.

Si los sistemas no reciben los alimentos correctos, no pueden desempeñar sus funciones, lo cual afecta todo el organismo. A medida que se empieza a deteriorar el equilibrio del cuerpo aparecen varios síntomas, alteraciones en la salud comúnmente conocidas como enfermedades.

Este proceso se inicia desde tempranas horas de la mañana 6:00am/ No se debe dejar pasar más de 3 horas sin tomar o comer lo que está en el recetario. Mantener en su bolso, auto o escritorio las infusiones de té, agua, frutas y las alternativas que se indican. Si va a estar mucho tiempo fuera de casa lleve consigo en su bolso las alternativas.

TERAPIA DE DESINTOXICACIÓN

En este mes de desintoxicación la apropiada alimentación debe ser totalmente vegetariana, es sumamente importante usar con especial atención en las terapias internas y externas los vegetales, las frutas, los granos, tés de hierbas y extractos de hierbas recomendados.

6:00 am—Al despertar, iniciar con la contemplación del amanecer, donde cada acto y cada pensamiento tengan importancia fundamental y vida. Saludo al creador con el agradecimiento por la enseñanza y la alegría de vivir.

Empezar el día con estiramientos; repetidas veces, adecuada respiración por la nariz. Ejercicios de respiración consciente 3 veces al día, con 12 sesiones cada vez. Como se indica en la página de respiración consciente.

Al levantarse es el momento recomendable para aplicar la primera terapia de cepillar y frotar con toalla fría sobre la piel seca. Luego tome una ducha de agua tibia a fría; nunca caliente, 8 días más tarde estará disfrutando de la ducha completamente fría para robustecer el sistema nervioso.

Esencias florales Dr. Bach

Cherry Plum 4 gotas + Holly 4 gotas + Rock Rose 4 gotas + Willow 4 gotas + Vervain 4 gotas, mezclar las 20 gotas de las esencias en un vaso de cristal con agua purificada o filtrada, tapar el vaso y mantener a temperatura ambiente y donde no halla luz. Tomar a sorbos grandes en el transcurso del día y hasta que se termine el frasco.

6:30, 7:00 Y 7:30 am Mezclar ½ cucharadita de polvo ruibarbo (TURKEY RHUBARB), el jugo de 2 limones amarillos con 4 oz de agua purificada y una cucharada de miel de eucaliptus. Tomar esta mezcla por 10 días.

El polvo de raíz de ruibarbo, tiene beneficios principalmente en el sistema digestivo eliminando parásitos intestinales y promoviendo la cicatrización de úlceras duodenales. Ayuda a prevenir la formación de cálculos y es recomendado para tratar problemas como el estreñimiento y las inflamaciones abdominales.

El limón tiene propiedades desintoxicantes, antisépticas y purificantes. Excelente regulador en muchas enfermedades, siendo un poderoso bactericida, muy eficaz contra los microbios y contra algunos virus.

Día 11 - 6:30, 7:00 Y 7:30 am tomar 5 onzas de jugo de manzana preparado al instante, mezclar el jugo de 2 limones amarillos y 2 cucharadas de aceite de oliva sin refinar. Tomar por 4 días.

Día 15 - 6:30, 7:00 Y 7:30 am fresas frescas, mezclar una cucharadita de polen de abeja, licuarlas en 3 onzas de agua. Tomar por 15 días.

8:00 am—Watermelon, sandía, licuar sin agua, solo la pulpa hasta llenar un vaso de 8 onzas. Tomar todos los días por 9 días. El día 10 a esta misma hora tomar un vaso de Jugo de Grapefruit fresco por 10 días. Dia 20 repetir la dosis de Sandía, un vaso por 9 días.

8:30 am—Linaza, remojar 1 cucharada de la semilla de linaza y 3 higos (quitarle el tallo) en un vaso con agua (8 oz), déjalo en remojo en la noche durante 8 horas y en la mañana revolver y tomar todas las mañanas por 15 días. / Los otros 15 días cambiar los higos por un trozo de papaya, licuar junto con la linaza remojada desde el día anterior y tomar por otros 15 días/ La linaza es un laxante que tiene la capacidad de suavizar el intestino grueso, previniendo el estreñimiento y manteniendo la regularidad al defecar. Ayuda a eliminar todos los desechos tóxicos. Como manera preventiva; protector contra la formación de tumores, disminuye el colesterol y controla los niveles de azúcar en la sangre, ayuda a controlar la alta presión arterial y reduce la amenaza de coágulos sanguíneos. Por su parte el higo es un digestivo, un emoliente y un laxante.

La linaza se recomienda todos los días por los 30 días para el periodo de desintoxicación y solo es para personas que padecen de estreñimiento, para que pueda hacer sus evacuaciones diarias y eliminar todos los depósitos tóxicos contenidos en los intestinos. Si no padece de estreñimiento, no lo use ya que su uso podría causarle diarrea. Repito, las evacuaciones deben ser como mínimo 3 veces diarias.

9:00 am—Combinación de bolsas de Té; 1 bolsa de Fenugreek (Fenogreco), 1 de Goldenseal (sello de Oro), y 1 de Uva Ursi (Baya de osos), hervir 24 oz de agua, colocar las 3 bolsitas de Té por 6 minutos. Dividir en 3 dosis para el día. Tomar 1 vaso a las 9:00 am; segunda dosis a las 11:30 am y la tercera dosis a las 2:00 pm. Tomar por 9 días. El día 10 cambiar por la siguiente combinación: 1 bolsa de Té de Regaliz (Licorice Root), 1 bolsa de Té Muelle amarillo (Yellow Dock) y una bolsa de Té de Cola de Caballo (Horsetail). Preparar infusión en 16 onzas de agua, dividir en 2 dosis y tomar a temperatura ambiente dos veces al día por 9 días. Día 19 cambiar por la siguiente combinación: 4 bolsas de Cardo Mariano (Milk Thistle), preparar infusión en 24 onzas de agua, separar en 3 dosis y tomar a temperatura ambiente 3 veces al día (9:00a am - 11:30 am y 2:00 pm por 12 días. (Total 30 día de infusión de Tés)

9:30 am—Nux-Vomica 30c (boiron)—colocar 6 grageas debajo de la lengua y mantener salivando copiosamente 2 minutos antes de ingerir. 2 veces al día/ por 30 días.

La Nux vómica es un remedio homeopático que se utiliza para tratar la hipersensibilidad extrema y la irritabilidad, sirve de ayuda en el tratamiento de una serie de trastornos digestivos, que van desde la acidez, la hinchazón abdominal después de comer, los reflujos de sabor agrio y ácido, estreñimiento, diarrea, las molestias por tomar alimentos ricos en grasas, café o alcohol. Es también útil para tratar hemorroides, los catarros en su etapa inicial, las crisis de asma, también puede aliviar la tos seca, el insomnio y trastornos de la memoria debido al exceso de trabajo, cefaleas y migrañas, hipertensión arterial espasmódica, alcoholismo (disminuye el deseo al alcohol).

10:00 am—Cereal de mijo (millet). Remojarlo toda la noche por 8 horas, lavarlo muy bien antes de prepararlo. Por 30 días. ALternarlo con avena.

MIJO (MILLET)

Ingredientes

- 1/3 taza de mijo.
- 3 onzas leche de soja orgánica o almendras.
- 3 tazas de agua.
- 1 cucharadita de miel de eucaliptus.
- 1 cucharada de uvas pasas.

Preparación

Poner a hervir el cereal mijo a fuego lento 10 minutos cuando esté blando, retirar del fuego y mezclar 1 cucharada de uvas pasas negras a temperatura ambiente, agregar la leche de soja y la miel.

Características esenciales del mijo (millet) tiene un alto contenido de magnesio y de fósforo, alimentos de las células nerviosas, es por esto que se recomienda a los intelectuales, a las personas nerviosas y las depresivas. Es portador de silicio y flúor, minerales favorables que mantienen el esmalte de los dientes, cabellos, uñas y huesos en buen estado, este cereal es muy rico en provitamina A, indispensable para mantener en perfecta condición la piel y la regeneración de células. Por su contenido en hierro, se indica a personas anémicas. Otro mineral que aporta es el magnesio, el necesario para favorecer la respiración celular y permite la transformación del ácido úrico (veneno) en la urea, eliminado a través de los riñones.

Es importante indicar este cereal para emplearlo en reeducar un intestino deforme además es de una gran digestibilidad. Es el más rico en vitamina A (entre todos los cereales), se recomienda para la regeneración celular, en el crecimiento de los niños y adolescentes, en problemas de la piel, ojos, inflamaciones de las mucosas, en los trastornos de la circulación sanguínea e hipertensión. Es el cereal portador de las vitaminas B1, B2, B3, o PP, B5 o ácido pantoténico y B6. También evita el aborto, porque suple las debilidades por deficiencia en la gestación del embarazo.

La leche de soja contiene lecitina y es 7 veces más rica que la leche ordinaria, Posee cinco veces más hierro, magnesio, fósforo y potasio que la carne y los huevos. La relación calcio/fósforo de la soja es de las más importantes que existen, por su riqueza en hierro, es llamada la cabeza de todos los alimentos antianémicos y regeneradores de la hemoglobina. No contiene colesterol. Se debe alternar con leche de Almendras, de Coco, de Arroz.

Alternar: Un día el cereal de mijo (millet), y al día siguiente se puede cambiar por cereal de avena quaker orgánica.

AVENA

Ingredientes

- 1 puñado de avena
- 1 taza de leche de las mencionadas
- ½ manzana orgánica sin corazón ni semilla.
- 1 cucharada de levadura nutricional (Nutritional Yeast Flakes)
- 1 cucharada de polen de abeja granulado (Bee Pollen)
- 9 clavos aromáticos.
- Miel al gusto.

Preparación

Poner a remojar por 5 minutos el puñado de avena en una taza de leche de almendras. Mientras tanto hervir la manzana cortada en rebanadas delgadas (sin corazón ni semilla), en 6 onzas de agua y agregar los clavos aromáticos dejarlos por 3 minutos a fuego bien lento. Retirar del fuego y agregar el puñado de avena ya remojado. Agregar la levadura nutricional, el polen de abeja granulado, endulzar al gusto y licuar todos los ingredientes. (La avena no se debe hervir para que no pierda sus propiedades, solo se pone a remojar en leche de almendras).

11:30 am Segunda dosis de la combinación descrita a las 9:00 am

12:30 pm—Almuerzo: ensalada de espinaca, sopa de alcachofa (Por los 30 días, pero ir cambiando la receta por otras ensaladas y sopas que se anexan en la página de recetario para el mes de desintoxicación.

La espinaca alta en hierro, previene la anemia por su riqueza en ácidos no saturados, son adecuadas para el sistema circulatorio, eliminar el colesterol, le da fluido a las arterias y contribuye a disminuir la hipertensión y los ataques al corazón. La espinaca a pesar de poseer muchas propiedades, no se debe consumir en exceso. Las personas afectadas a enfermedades del riñón y reumáticas deben abstenerse del consumo de ellas.

La alcachofa protege el hígado y ayuda a su recuperación en caso de enfermedad hepática, favorece la función biliar, ayuda a mejorar una serie de dolencias, gracias a su acción diurética el cual ayuda a eliminar agua del cuerpo y por consiguiente la eliminación de toxinas como el ácido úrico, enfermedades circulatorias, artritis, gota, etc.

1:30 pm—Tomar jugo de frutas 2 veces al día. (1:30pm y 6:00pm). Mezclar 3 onzas jugo de zanahorias orgánicas, 3 onzas de jugo de remolacha, y 2 onzas de jugo de pepino), tomar esta mezcla por 11 días. Día 12 cambiar por la mezcla de jugo de 4 onzas de zanahoria, Jugo de raíz de diente de león 3 onzas. Tomar este jugo por 9 días. Día 21 cambiar por 3 onzas de jugo de zanahoria, jugo de apio (celery) 3 onzas y jugo de perejil 2 onzas. Mezclar estos tres jugos y tomar por 10 días.

El jugo de zanahoria elimina los cólicos y disipa los gases expulsados por el organismo. Recomendado después de las comidas para quienes padecen de estreñimiento. Es diurético, restaurador de los nervios ayuda a la desintegración de los cálculos renales. —El pepino ayuda a la eliminación de los parásitos intestinales y las tenias, desintoxica el organismo, depurando la sangre, elimina el ácido úrico y limpia los intestinos de los residuos fecales. Cumple la función de profunda desintoxicación del organismo. —La remolacha estimula al cerebro y elimina las toxinas, ideal para obesos, problemas de artritis, retención de líquidos, depurador de los riñones, la sangre y el hígado.

La raíz de diente de león tiene propiedades depurativas y es un hepatoprotector, puede usarse para depurar la sangre de toxinas y proteger el hígado de una posible degeneración causada por intoxicación química o alimentaria. —El perejil es otro depurativo, ayuda a bajar los niveles de colesterol, los triglicéridos, diurético, favorece la digestión, previene espasmos intestinales, ayuda a evitar la formación de cálculos en los riñones, ayuda al sistema nervioso, ideal para personas anémicas, favorece la formación de la bilis y facilita el funcionamiento de la vesícula. Las mujeres embarazadas y las madres lactantes no deben consumir perejil, disminuye la producción de leche materna. —El jugo de apio ayuda a eliminar líquido, problemas de sobrepeso, reumatismo, diabetes, piedras en los riñones, ayuda al hígado en la eliminación de toxinas. Ambos ayudan a la desintoxicación del organismo.

2:00 pm Tercera dosis de la combinación descrita a las 9:00 am

3:00 pm—Jugo puro de 3 manzanas. En el extractor de jugo, extraer el zumo de las manzanas hasta completar un vaso de 8 oz. Tomarlo por 5 días. No mezclar con agua (Solo el zumo) y tomar al instante antes que se oxide y se torne oscuro. —La manzana actúa como fibra soluble, ayuda a la disolución del colesterol, elimina las toxinas del hígado, combate la anemia, las úlceras y la artritis. En el caso de sed o fatiga por las noches, tomar jugo de manzana (sin agua, sin corazón, sin semillas) solo el zumo, papaya o uvas oscuras con semillas. Día 6 cambiar a jugo de banana con 8 almendras previamente remojadas por 8 horas y una hoja de menta, licuar estos ingredientes en 3 onzas de agua, tomar al momento por 6 días. Día 12 cambiar a jugo de uvas oscuras con semillas, licuar y tomar por 5 días. Día 17 cambiar por jugo de Pera y tomar por 4 días. Día 22 cambiar por jugo de Papaya, en 3 onzas de agua y tomar por 5 días. Día 27 agua de coco fresca por 4 días.

6:00 pm—Tomar la segunda dosis de jugo de zanahoria, remolacha y pepino, y seguir con el mismo procedimiento para el resto de los días descrito en la primera dosis arriba 1:30 pm (Hasta completar los 30 días)

7:00 pm—Cena: ensalada de espinaca —sopa de lechuga—y jugo de apio (celery) 4oz. Alternar las ensaladas y las sopas con las del recetario para el mes de desintoxicación que aparece más adelante.

La lechuga actúa como estimulante de los riñones ya que estimula la eliminación de la orina, ayuda a facilitar la digestión y proteger el estómago de inflamaciones intestinales. Alivia los nervios, controla las palpitaciones y ayuda a dormir mejor. Las propiedades de la espinaca han sido mencionadas anteriormente.

El jugo de apio crudo, posee vitaminas A, B y C, es un depurativo de la sangre, actúa contra el reumatismo y la gota, es tónico para los nervios y el cerebro, remineralizante. Ideal para problemas asmáticos.

7:30 pm—Nux-Vomica 30c (boiron). Maracán o Nuez Vómica. —colocar 6 grageas debajo de la lengua y mantener salivando copiosamente 2 minutos antes de ingerir. 2 veces al día / 9:30 am y 7:00 pm/ por 30 días.

9:00pm—baño de asiento en agua fría durante 15 minutos cada noche antes de acostarse o pasadas 2 horas después de la cena. (Por 30 días). Más adelante se especifica cómo preparar el baño de asiento. Solo en el mes de desintoxicación se deben realizar los baños de asiento por 30 dias, despues se hara como manera preventiva de 2 a 3 veces por semana.

Baños de asiento

Los baños de asiento; tanto como los baños de vapor (sauna) son lavado de la sangre y tienen poder desintoxicante. Son remedios eficaces para todos los males del vientre, además actúan como laxantes, expelen los gases, favorecen la digestión y regularizan la circulación; son así mismo confortantes y se recomiendan para combatir los flujos, hemorragias y dolencias análogas. Las personas que gozan de buena salud también deben efectuar estos baños como manera preventiva a muchas dolencias. Si no se comete alguna imprudencia, jamás pueden hacer daño.

Estos baños se recomiendan hacerse antes de acostarse para aquellas personas que padecen de insomnio o se despiertan a menudo durante la noche, tome un baño de asiento frío; para calmar la excitación y proporcionar tranquilo descanso. Y al levantarse para todo aquel que en la mañana se levante más cansado de lo que estaba al acostarse. Los baños de asiento harán desaparecer tales molestias. No deben tomarse estos baños más de 2 ó 3 veces por semana, ya que su excesivo uso haría afluir la sangre a esa parte y podría producir hemorragias.

Para los baños de asiento se coloca agua en una cubeta preferiblemente de plástico, ancha y honda donde la persona pueda sentarse cómodamente. Se llena de agua fría, una cuarta o quinta parte de la altura de la cubeta, y se le agrega té de cola de caballo (prepare dos tazas de este té, déjelo hervir por unos minutos, luego cuélalo y agrégale hielo hasta que se enfríe, después viértelo en la cubeta de agua fría). La cola de caballo combate los ataques espasmódicos y reumáticos de los riñones y de la vejiga, piedra, cálculos y todos, los que afectan a la orina.

La persona debe sentarse desnuda en el asiento de la cubeta de tal forma que el agua le cubra la parte delantera del vientre y la parte de los riñones, quedando fuera el resto del cuerpo. Se puede cubrir por encima con una toalla o manta si siente mucho frío. Este baño dura de 15 a 20 minutos; mientras lo realiza puede leer un buen libro.

Baño de los Pies

Se debe aplicar estos baños antes de ir a dormir y a las personas débiles, anémicas, nerviosas, a los niños y ancianos, muy particularmente a las personas de edad avanzada. Actúa en las alteraciones de la circulación de la sangre, en congestiones, dolores de cabeza y del cuello, ataques espasmódicos y dolencias análogas. Nunca deben recomendarse a los que son propensos a sudores en los pies.

Preparación:

Se hierve suficiente agua como para cubrir los pies; se le agrega té o hierbas de flores de heno, se deja hervir por unos minutos (las flores de heno se pueden meter en una bolsita de tela para no tener que colarla. Coloque los pies dentro del agua caliente lo más tolerable que pueda, por 5 minutos antes de acostarse.

Las flores de heno es un buen reconstituyente. Estos baños ejercen una acción disolvente, detergentes al mismo tiempo y confortantes; en las dolencias de los pies, el sudor, los golpes, las hinchazones, la gota de los pies, las excrecencias cartilaginosas y supuraciones en los dedos, etc. Estos baños son una terapia excelente para todos aquellos que tienen alguna dolencia en los pies, y un arma poderosa para combatir las impurezas de la sangre.

CONSEJOS

- Si Usted es una de esas personas que sufre de alergias a algunos alimentos y frutas u otros trastornos, debe consultar a su médico antes de iniciar cualquier tipo de limpieza de su organismo. Aún cuando lo esté haciendo sólo con alimentos naturales.
- No consumir alimentos para hartarse, dosis regulares le permiten fácil y rápida digestión. Como único líquido jugo de vegetales. Los jugos de frutas y los tés no se endulzan.
- Este es un programa completo para limpiar, desintoxicar, y robustecer la circulación sanguínea y el sistema nervioso (emocional y mental). Con plena atención, dedicación y ánimo optimista, inicie este período de limpieza y recuperación de su gran equipo (su organismo).

- Recordar que al hacer este proceso de desintoxicación se debe procurar preparar todo los alimentos, tés y jugos, minutos antes de consumir para conservar sus propiedades nutritivas y poder realizar el efecto depurativo. En caso de que usted no disponga de un mes para esta terapia; debe llevar elaborado todo lo del día a su oficina o trabajo, pero lo más recomendable es preparar todo antes de ingerir para que sea más efectivo.
- Se debe realizar todos los días de la misma manera de 6:00 am y terminar a las 9:00 pm. Ingerir todos los días lo que se indica.
- No se debe detener la crisis de sanación con medicamentos, por el contrario, dejarla correr libremente.
- En caso de gases y diarreas, usar los baños de asiento con el agua tibia a fría y como se recomienda en la terapia de baños de asiento.
- En caso de vómitos, ingerir solamente jugos de frutas cítricas, pero en pequeñas cantidades, hasta ir acostumbrando el estómago.
- En caso de dolores de cabeza, mareos y calores, colocar paños húmedos en la frente o el vientre por el día y la noche y colocar los pies en agua tan caliente como pueda resistir por 10 minutos y alternarla luego con agua fría por 10 minutos más y repetir una vez más con agua caliente y fría.
- También es preciso que durante el mes de desintoxicación se mantenga una actitud y mentalidad positiva y alegre.

RECETARIO PARA EL MES DE DESINTOXICACIÓN

UN RICO DISEÑO DE ENSALADAS Y SOPAS

(Para lograr una depuración total)

ENSALADA BÁSICA: Esta ensalada se incluye en el almuerzo y/o en la cena.

Ingredientes

- 1 manojo de hojas verdes tiernas orgánicas (mixed baby green leaves)
- Jugo de ½ limón.
- 1 rábano trozado.
- 1 cucharada sopera de aceite de sésamo sin refinar.
- 1 cucharada sopera de semillas de algas (seaweed gomasio)
- 1 cucharada de Kelp Granulado.

Lavar y escurrir muy bien las verduras preferiblemente con agua filtrada. Aderezar con estos ingredientes solamente.

ENSALADA PÁNCREAS

Ingredientes

- 2 largas hojas de endivia/escarola cortadas con la mano en pequeños trozos.
- ½ pepino trozado.
- 2 corazones de palmito envasado en material de cristal no enlatado, sin vinagre.
- 2 ramas de perejil con sus hojas bien picaditas.

- 2 champiñones blancos y frescos (quitar la piel)
- ½ nabo (turnip), rallado al momento de comer.
- 1 cucharada sopera de seaweed gomasio (semillas de algas)
- 1 cucharada sopera de aceite de sésamo sin refinar.

Lavar y escurrir muy bien las verduras antes de aderezar.

ENSALADA DE GERMINADOS

Ingredientes

- 1 manojo de alfalfa.
- 1 manojo de fenogreco (fenugreek)
- 1 manojo de germen de soja (soybean)
- 1 cucharada de seaweed gomasio.
- Jugo de ½ limón.
- 1 cucharada sopera de aceite de sésamo sin refinar.

Lavar y escurrir muy bien los germinados antes de aderezar.

ENSALADA DE ESPINACA

Ingredientes

- 1 manojo grande de frescas hojas de espinacas (organic baby spinach leaves)
- 2 tallos de apio muy fresco y verde con sus hojas, trozarlos al gusto.
- 2 largas y muy frescas lechugas verdes. Trozar al gusto.
- 1 palmito (heart of palm) envasado en cristal y sin vinagre.
- 4 aceitunas negras medianas sin vinagre y no conservadas.
- 2 pequeños rábanos trozarlos al gusto (no quitar la piel, lavar bien antes de trozarlo)

- Jugo de 1 limón.
- 1 cucharada sopera de seaweed gomasio.
- 1 cucharada sopera de aceite de sésamo sin refinar.

Lavar bien y mezclar.

ENSALADA DE REPOLLO Y JENGIBRE

Ingredientes

- ¼ taza de algas hiziki seaweed (remojar 15 minutos)
- 1 taza de repollo trozado.
- ¼ taza de cebolla trozada.
- 1/6 taza de jengibre.
- 1 cucharada de tahini sin sal y sin tostar.
- ¼ taza de fresco jugo de limón.
- ¼ taza de jugo de pepino o de zanahoria.

Cortar el repollo, la cebolla y la raíz de jengibre sin piel, remojar las algas hiziki por 15 minutos y escurrirlas al final. El repollo debe ser trozado con los dedos tamaño mordisco, la cebolla y el jengibre muy finito como rallado. Preparar la salsa con el jengibre, tahini, limón y el jugo de pepino y rociar sobre el resto de ingredientes.

ENSALADA DE ALGAS

Ingredientes

- ¼ taza de algas secas Amare (previamente remojadas por 30 minutos)
- ¼ taza de algas hiziki (previamente remojadas por 30 minutos)
- ¼ taza de pimentón rojo.
- 1 cebollín fresco trozado.
- ¼ de taza zanahorias orgánicas.

- ¼ taza de pepino sin piel, trozarlo al gusto.
- ½ taza de hierbas marinadas.
- Jugo de limón. No usar vinagre.
- Tofu (preferiblemente steak o temper)

Mezclar todo y servir.

ENSALADA MIXTA

Ingredientes

- 3 clases de lechugas verdes.
- 2 rebanadas delgadas de aguacate.
- 1 puñado de espinaca fresca.
- Algún germinado especial.
- Apio (celery) muy verde.
- 1 ramita fresca de perejil.
- 3 anillos de cebolla morada.
- 2 zanahorias y 2 remolachas frescas y ralladas.
- 1 cucharada de las semillas de calabazas crudas sin sal.
- 1 palmito.

Cortar todas las verduras, condimentar con limón, aceite de oliva, gomasio o kelp, cayena molida al gusto. Es un completo almuerzo. Se acompaña con el jugo de vegetales recomendado para la hora del almuerzo.

ENSALADA DE FRUTAS

Ingredientes

- 2 manzanas orgánicas
- 3 duraznos.
- 3 bananas.
- 3 naranjas bien dulces

- 3 ciruelas.
- 1 ½ limón.
- Jugo de una naranja.
- 2 peras.
- Frutillas, cerezas, kiwi, melón o sandía. (opcionales)
- Miel al gusto.

Preparación

Pelar todas las frutas, salvo las ciruelas. Lavar bien las ciruelas, que van con la piel. Sacar las semillas. Bañar las bananas, las manzanas y las peras con el jugo de un limón para que no se oscurezcan. Cortar las manzanas, los duraznos y las ciruelas. Cortar la banana en rodajas. Cortar las peras en dados. Quitar la piel blanca a las naranjas y cortar en gajos. En un tazón, mezclar las frutas agregar la miel, el jugo de medio limón y de una naranja. Servir a temperatura ambiente.

RECETARIO DE SOPAS Y CREMAS DE VEGETALES

(Para el menú de desintoxicación)

Usar recipientes de cristal color ámbar para cocinar los alimentos y para hervir las hierbas o el agua para los tés. No usar recipientes de aluminio u otros materiales.

SOPA DE ALCACHOFA

Ingredientes

- 2 alcachofas pequeñas (deshojadas), cortar las puntas, sacar las pelusas (no sacar el corazón).
- ¼ de calabaza (zapallo) de color naranja fuerte.

- ½ calabacín (zucchini) fresco y verde, cortar en pequeños trozos.
- 1 apio (celery) muy verde, cortar en pequeños trozos.
- ½ puerro (ajo porro) cortado en pequeños trozos.
- 3 ramitas de cilantro muy bien picado.
- ½ cucharadita de tomillo fresco.
- 3" de alga kombu (seaweed), previamente remojada durante una hora.
- Sal herbamare, una pizca o la necesaria para darle un fondo de sabor.
- 1 cucharada sopera de aceite de soja sin refinar.
- 2 pizcas de cayena.

Hervir a fuego lento durante 5 minutos la alcachofa en 2 tazas de agua. Agregar la calabaza y el alga, hervir por 4 minutos más. Agregar el puerro, el calabacín, el apio y hervir por 1 minuto, agregar el cilantro, perejil, tomillo y herbamare. Apagar el fuego y dejar reposar hasta temperatura ambiente. Al momento de comer añadir el aceite, sal y la cayena.

SOPA DE ZANAHORIAS (2 veces por semana incluir esta rica sopa)

Ingredientes

- ¼ de taza de calabaza color naranja.
- 2 zanahorias medianas.
- 2" de Papa dulce (sweet potato).
- 7 hojas de albahaca.
- 1 ramita de tomillo.
- ¼ cucharadita de sal herbamare.

Cortar en trozos pequeños los tubérculos y hervirlos por 10 minutos. Reposar durante 15 minutos y licuarlos. Servir a temperatura ambiente, agregar en la mesa 1 cucharadita de aceite de sésamo sin refinar, la albahaca, el tomillo y la sal.

CREMA DE APIO CELERY #1

Ingredientes

- 4 tallos de apio fresco y verde, trozarlos al gusto.
- 3" de tofu cortarlo en pequeños trocitos.
- 1 cebollín trozado.
- 2 cucharaditas de perejil.
- 1 cucharadita de cilantro.
- 1/3 cucharadita de herbamare o kelp granulado.
- 2 pizcas de cayena.
- 1 cucharadita de aceite de soja sin refinar.

Hervir en 8 onzas de agua el apio por 2 minutos, Apagar el fuego y añadir el tofu, cebollín, perejil, cilantro, herbamare y tapar. Enfriar a temperatura ambiente. Mezclar todo en la licuadora y al momento de comer añadir el aceite y la cayena.

CREMA DE APIO CELERY #2

Ingredientes

- 3 tallos de apio con sus hojas muy verdes y frescos, cortar en varios trozos.
- 2 espárragos muy frescos, trozarlos.
- 1 cebollín trozado.
- 3 ramitas de cilantro muy fresco, bien trozado.
- 1 trozo de tofu.
- 2 pizcas de herbamare.
- 1 cucharadita de aceite de sésamo.
- 2 pizcas de cayena al momento de ingerir.

Hervir 8 onzas de agua a fuego lento, añadir el apio y hervir por 2 minutos, añadir los espárragos y hervir por 1 minuto más, apagar el fuego y añadir el cebollín, el cilantro, tofu, herbamare. Licuar y a temperatura ambiente añadir el aceite y la cayena.

El apio o zumo de apio debido a que contiene muchos oxalatos, hay que evitarlo en cantidades elevadas y restringirlos a aquellas personas que presentan lesiones renales graves, inflamaciones en la vejiga y mujeres embarazadas; pues su alto contenido en apina puede producir abortos.

SOPA DE BRÓCOLI

Ingredientes

- 2 manojos de brócoli frescos (no use los tallos gruesos) divida en trozos.
- ½ de calabacín fresco y verde, dividir en trozos.
- Cebollín, cortar en trozos.
- 1 cucharadita de perejil seco.
- 1/3 cucharadita de herbamare.
- 2 pizcas de cayena.

Hervir a fuego lento el brócoli y el calabacín durante 3 minutos en 2 tazas de agua, apague el fuego sin retirar y agregue el cebollín, perejil y herbamare. Mezclar en la batidora deje reposar hasta temperatura ambiente y al servir agregue el aceite y cayena. Estos 2 ingredientes se agregan al momento de comer.

CREMA DE MAÍZ

Prepare 3 mazorcas de maíz, muy amarillo encendido; rallados en una mínima de agua. Licuar y a fuego lento, se hierve 4 minutos con un puñado de albahaca fresca y triturada con el maíz tierno, al final se añade una pizca de sal herbamare, una cucharadita de aceite sin refinar de maíz o de sésamo.

SOPA DE MAÍZ TIERNO CON VEGETALES

Ingredientes

- 1 taza de granos de maíz tierno desgranados.
- ½ taza de calabacines cortados.
- ¼ o ½ taza de un aguacate pequeño.
- 1 taza de leche del mismo maíz tierno (licuar una taza o más y colar).
- 1 cucharadita de semillas de girasol bien picadas o molidas. (Toda semilla o grano seco debe ser germinado (remojarlo 12 horas y lavarlo al final).
- 1 cucharada de hojas de albahaca fresca.
- 1 cucharadita de aceite de coco sin refinar o aceite recomendado para consumir en el plan.

Licuar todos los ingredientes juntos incluyendo la leche de maíz.

CREMA DE MAÍZ TIERNO CON CHAMPIÑONES

Ingredientes

- 1 taza de los granos de maíz (después de desgranar la mazorca).
- 1 taza de leche de maíz tierno.
- ½ taza de frescos champiñones cocidos al vapor.
- ¼ taza de menta o albahaca cortada.

Licuar los granos de maíz tierno con la leche, agregando poco a poco los otros ingredientes.

SOPA DE MISO AMARILLO (pasta de soja fermentada) Una vez por semana incluir en su menú.

Ingredientes

- 15 pequeños cuadritos de tofu.
- 5" x 5" de algas wakame, lavadas y picadas bien delgadas.
- 1 cucharada sopera de miso.
- 4 rebanaditas trozadas de calabacín verde.
- 2 pequeños champiñones blancos y frescos, quitar la piel y picar muy delgados.
- 1 cilantro en ramitas frescas.
- 1 cebollín.
- 2 pizcas de cayena y herbamare al gusto.

Remojar 15 minutos las algas wakame. En 10 onzas de agua a fuego lento se añade las algas wakame, el zucchini, los champiñones. Hervir 3 minutos, añada el tofu, el miso, el cebollín y las hierbas. Apague el fuego y a temperatura ambiente agregue la sal herbamare muy poca y la cayena.

SOPA DE CEBADA (Barley). Servir al almuerzo.

Ingredientes

- ½ taza de cebada germinada.
- 2 cucharadas soperas de avena en grano o en copos.
- 1" calabaza cortada.
- ½ cebollín trozado.
- 1 cucharadita de perejil seco.
- 2 ramitas de cilantro fresco.
- ½ cucharadita de tomillo seco.
- 1/3 cucharadita de herbamare.
- 1 cucharadita de aceite de soja sin refinar.
- 2 pizcas de cayena.

Hervir a fuego lento la cebada germinada durante 8 minutos en 2 tazas de agua. Añadir la calabaza y hervir por 4 minutos más. Apague el fuego sin retirar y agregue el cebollín, cilantro, tomillo, perejil y herbamare. Deje reposar hasta temperatura ambiente y al servir agregue el aceite y la cayena. Si le apetece puede licuar en la batidora pero sin añadir la cayena y el aceite, estos dos ingredientes se agregan al momento de ingerir.

SOPA DE HABICHUELAS Y AVENA

Ingredientes

- 8 onzas de agua purificada.
- 8 habichuelas (muy frescas y muy verdes) cortar en pequeños trozos.
- 4 cucharadas soperas de avena.
- ½ manojo de cebolla en ramas bien picado.
- 1 cucharadita de perejil.
- ½ cucharadita de albahaca.
- 1/3 cucharadita de herbamare.
- 1 cucharadita de aceite sésamo, sin refinar.
- 2 pizcas de cayena.

Hervir el agua y a fuego lento añadir las habichuelas por 2 minutos, añadir la avena previamente remojada en 2 onzas de agua fría por 10 minutos, apagar el fuego pero sin retirar del calor la olla, agregar cebollín, perejil, albahaca y herbamare. Mantener tapada la olla hasta temperatura ambiente. Añadir el aceite y la cayena al momento de comer.

SOPA DE TOFU

Ingredientes

- 2" x 2" tofu en cuadritos.
- 2" de calabacín verde.

- 2 champiñones blancos grandes.
- 1 cucharada de algas wakame, previamente remojada por 10 minutos.
- Cebollín bien picado.
- 3 ramitas de cilantro muy fresco y verde.
- 1 cucharadita de perejil seco.
- 1/3 cucharadita de herbamare.
- 1 cucharadita sopera de aceite de soja sin refinar.
- 2 pizcas de cayena.

Hervir 13 onzas de agua junto con el tofu, calabacín, champiñones y las algas wakame. Hervir por 3 minutos. Apagar el fuego y dejar tapado sin retirar del calor hasta temperatura ambiente y al momento de comer añadir el aceite de soja, la sal y la cayena. Si le apetece mezclar todo en la licuadora.

SOPA DE LECHUGA (en los casos de insomnio y/o ansiedad)

Ingredientes

- 4 lechugas romana, frescas y verdes. Trozar a mano.
- 2" x 2" de calabacín verde trozado.
- 1" x 1" de calabacín amarillo trozado.
- 1" de hinojo, con su tallo y barbillas.
- 1 ramita de tomillo fresco.
- 1 cucharilla de aceite sin refinar canola.
- 1 pizca de cayena.

Hervir a fuego muy suave, una taza grande de agua con el calabacín verde, el calabacín amarillo y el hinojo durante 1 minuto. Agregar la lechuga, tomillo y hervir por 1 minuto más, apagar el fuego. Servir a temperatura ambiente y en la mesa agregar el aceite y la cayena.

CREMA DE CEBOLLA MORADA

Ingredientes

- 2" x 2" de yuca, quitar la piel y trozar.
- 1 cebolla morada de tamaño regular, quitar la piel y trozar.
- Un trozo de queso tofu trozado.
- 3 ramitas de perejil fresco, trozado.
- 3 ramitas de cilantro.
- 3 pizcas de sal herbamare.
- 2 pizcas de cayena molida.

Hervir en 8 onzas de agua a fuego lento la yuca durante unos minutos (hasta que ablande). Añadir la cebolla y dejarla hasta que se cristalice. Apagar el fuego y añadir el queso tofu, perejil, cilantro y la sal herbamare. Licuar estos ingredientes juntos a temperatura ambiente y en la mesa a punto de ingerir añadir la cayena.

SOPA DE PUERROS (leek)

Ingredientes

- 3 cucharadas de copos de cebada, o copos de avena o en granos germinados.
- 1 puerro completo trozarlo a mano.
- 1 ramita de tomillo fresco.
- ¼ sal herbamare.
- 1 cucharadita de aceite sin refinar.
- 2 pizcas de cayena.
- 1 cucharadita de levadura de cerveza en copos.

Remojar previamente los copos en una taza de agua durante 10 minutos. Hervir a fuego muy suave el puerro por 5 minutos, agregar los germinados y hervir 2 minutos más. Apagar el fuego y agregar tomillo y sal herbamare a temperatura ambiente, licuar. Servir y en la mesa agregar aceite, cayena y la levadura de cerveza.

SOPA ANTIOXIDANTE

Ingredientes

- ½ zanahoria fresca picada al gusto.
- 1 daikon (nabo blanco), trozarlo al gusto.
- 1 tallo de apio y sus hojas frescas y muy verdes, trozarlo.
- 1 chayote trozado.
- 4 judías verdes (vainitas), frescas y trozadas.
- ¼ de cebolla morada picada al gusto.
- 1 tallo de hinojo con sus barbillas.
- 1 ramita de tomillo fresco.
- 1 pizca de sal herbamare.
- 1 pizca de cayena (no usar cuando hay hemorroides latentes, hasta que la tolere)
- 1 cucharadita de aceite de linaza.

Hervir en 2 tazas de agua (16 oz), a fuego lento la zanahoria, nabo, chayote, apio (daikon), judías verdes, hinojo, cuando estén tiernas añadir el cebollín, tomillo, laurel y la sal herbamare. Apagar el fuego y esperar hasta que repose a temperatura ambiente. Servir y en la mesa agregar aceite y la cayena.

SOPA DE AVENA

Ingredientes

- 4 cucharadas soperas de avena, en granos germinados o en copos.
- 1 puñado de rábano rojo frescos, lavar muy bien.

- 5 hojas de espinacas grandes y frescas. Lavar muy bien.
- 3 hojas de remolacha.
- 2 hojitas de laurel.
- 1 ramita de tomillo, cortar menudito.
- 1 cucharadita de miso.
- 1 cucharadita de aceite de oliva o soja sin refinar.
- 3 pizcas de cayena.

Si son copos de avena, remojar 10 minutos en 1 taza con agua, agregar una taza más de agua y las hojas del rábano y las hojas de remolacha. Poner a fuego lento y a punto de hervir, apagar el fuego, agregar las hierbas, el miso, las hojas de espinaca, a temperatura ambiente licuar todo junto y servir, en la mesa agregar el aceite y el cayena.

CALDO DE VEGETALES

Ingredientes

- 1 trozo de hinojo grueso trozado.
- 1" x 1" de calabaza picada.
- 1 zanahoria orgánica trozada.
- 1 tallo de apio fresco con sus hojas.
- 1 trozo de cebolla morada cortada.
- ½ calabacín verde y ½ amarillo, trozado.
- 1 ramillete de cilantro fresco.
- Orégano y tomillo al gusto.
- 1 cucharadita de raíz de jengibre, sin piel y rallado.
- 1 cucharadita de kelp granulado.
- 1 cucharada de aceite de oliva sin refinar.

En 13 onzas de agua, hervir la calabaza por 3 minutos a fuego lento, agregar la zanahoria, hinojo apio y cebolla, hervir 2 minutos más, apagar el fuego y agregar jengibre rallado, las hierbas bien trozadas, el herbamare y al servir añadir el aceite.

CREMA DE ESPÁRRAGOS

Ingredientes

- 4 espárragos, frescos y muy verdes.
- 2" x 2" calabacines verdes y frescos, picados.
- 1 cebollín.
- 1 ramita fresca de perejil.
- 1 ramita de orégano.
- Sal herbamare.
- 1 cucharadita de aceite de girasol sin refinar.
- 1 pizca de cayena.

Hervir en 2 tazas de agua a fuego lento los espárragos y los calabacines por breves minutos hasta que estén tiernos, sin perder el color verde, apagar el fuego y agregar cebollín, perejil, orégano, sal herbamare al gusto y a temperatura ambiente. Servir y en la mesa agregar el aceite de girasol y la cayena.

CREMA DE CALABAZA (zapallo amarillo fuerte)

Ingredientes

- 4" x 4" de calabaza fresca de color muy amarillo fuerte, quitar la piel y cortar.
- 1 cebollín fresco, trozarlo..
- 4 ramitas de cilantro fresco y muy verde, picar muy menudo.
- 3 hojas de albahaca picadas.
- 3 pizcas de sal herbamare.
- 1 cucharadita mantequilla ghee.
- 1 pizca de cayena.

Hervir a fuego lento 8 onzas de agua y la calabaza durante 5 minutos o hasta ablandar, apagar el fuego y añadir el cebollín, cilantro, albahaca, herbamare. Licuar y añadir la cayena y la mantequilla ghee al momento de ingerir.

CREMA DE COLIFLOR

Ingredientes

- 2 manojos de coliflor fresco sin el tallo.
- 2" x 2" de calabaza, quitarle la piel y cortarlo en trozos.
- 1 cebollín fresco con sus hojas, trozado.
- 1 tallo de hinojo.
- ½ cucharadita de sal herbamare.
- 2 rebanadas de pan integral desmenuzados.
- 1 cucharadita de mantequilla ghee.
- 1 pizca de cayena.

Hervir la calabaza a fuego lento durante 5 minutos, agregar la coliflor, cebolla en ramas, hinojo, hasta que estén tiernos. Retirar del fuego y agregar las rebanadas de pan desmenuzados, la sal herbamare, la mantequilla y la cayena.

CREMA DE CALABACINES

Ingredientes

- 8 onzas de agua.
- 3 calabacines pequeños.
- 1 tallo de apio fresco con sus hojas.
- 2 hojas frescas de endivia verde.
- 1 cebollín fresco.
- 1 manojo de cilantro fresco.
- 1 ramita fresca de orégano.
- ½ pepino fresco y muy verde.
- 4 gotas de tamari o kelpamare.
- Aceite de oliva.
- 3 pizcas de cayena.

En una olla que no sea de aluminio, hervir a fuego lento los calabacines y el apio por 3 minutos, agregar el resto de los ingredientes, a excepción del aceite y la cayena, apagar el fuego y dejar tapado sin mover. A temperatura ambiente, licuar y servir, en la mesa añadir el aceite y la cayena.

CREMA DE CALABAZA Y HABICHUELAS

Ingredientes

- 4" x 4" de calabaza naranja.
- 1 puñado grande de habichuelas frescas.
- 3 pizcas de sal herbamare.
- 3 pizcas de cayena.
- 1 cucharada de aceite sésamo, sin refinar.

Lavar muy bien y quitar la piel de la calabaza, hervir a fuego muy lento la calabaza en trozos y cuando esté blanda, agregar las habichuelas quitando antes las puntitas de los 2 extremos y en unos minutos, agregar la sal herbamare. Retirar del fuego y licuar. Servir a temperatura ambiente agregando el aceite y la cayena.

ESPAGUETIS QUINOA (MIJO) CON VEGETALES
(esta receta se incluye en el menu 1 sola vez por semana)

Ingredientes

- ¼ porción del paquete de espagueti de 8 onzas.
- 1 hamburguesa de vegetales desmoronados.
- 2" x 2" de pimiento rojo, trozarlo muy menudito.
- 2" x 2" de pimiento verde, cortado al gusto.
- 2 champiñones blancos muy frescos, quitarle la piel y cortarlos delgados.
- ½ bolsa de espinaca fresca.
- 1 tallo de cebollín.

- Hojas de albahaca.
- ½ cucharadita de azafrán en polvo.
- 1 cucharadita de kelp granulado.
- 1 cucharada de mantequilla ghee.
- 3 pizcas de cayena.

Hervir la pasta y dejarla cocinar hasta que esté al dente. A temperatura ambiente se escurren. En un sartén aparte y a fuego lento se colocan los ingredientes en orden, a excepción de la espinaca, la mantequilla ghee y la cayena.

Después de 4 minutos se retira del fuego, añadir ahora los espaguetis previamente cocidos. También añadir la mantequilla ghee, la espinaca y revolver por unos minutos. La cayena se añade en la mesa al momento de ingerir.

VEGETALES AL VAPOR

Ingredientes

- 2" calabacines (zucchini) verdes, trozarlos al gusto.
- 2" squash amarillo, trozarlos gusto.
- 8 largas habichuelas muy verdes y frescas.
- 2" pimentones rojos.
- 1/3 parte de una yuca.
- 1 cucharada sopera de aceite de sésamo, sin refinar.
- 1/3 cucharadita de sal herbamare.

Lavar y escurrir muy bien los vegetales y cocinarlos al vapor. Servir a temperatura ambiente. Agregar el aceite y la cayena molida.

ROLLITOS DE TOFU CON VEGETALES Envuelto en tortilla de trigo o de maíz (integral o chapati)

Ingredientes

- ¼ paquete de tofu cortado en cuadritos o desmenuzado con los dedos.
- 5 rueditas muy delgadas de calabacines verde y amarillo.
- 2 champiñones blancos, quitar la piel y trozarlos al gusto.
- 1 tallo de cebollín con sus hojas verdes bien picadas.
- 1 pimentón rojo picado.
- Perejil fresco.
- ½ hoja de algas nori.
- Tortilla de trigo o de maíz, sin refinar.
- 1 pizca de jengibre fresco rallado.

En un sartén que no sea de aluminio o teflón y a fuego muy bajo añadir el calabacín, revolviendo, agregar los champiñones, siga revolviendo y agregando el tofu y el resto de los ingredientes, van soltando líquido sustancioso. Si queda muy seco el revoltillo, añadir mantequilla ghee. Tostar la tortilla al horno y al momento de servir coloque el tofu revuelto sobre la tortilla.

FRIJOLES ROJOS GERMINADOS

Ingredientes

- 2 puñados grandes de frijoles rojos (kidney beans) germinados.
- 1 cebollín con sus hojas verdes. Picado muy menudito.
- 2 hojas largas de cilantro fresco.
- 1 puñado de cilantro picado bien pequeñito.
- 2 pizcas de coriander.
- ½ cucharada de herbamare.
- 1 cucharada de aceite de canola.
- 1 pizca de cayena.

Hervir a fuego muy lento los frijoles germinados con 5 tazas de agua y una hoja larga de cilantro. Cuando estén blandos retirar del fuego y agregar el coriander, el cebollín y el cilantro picados, agregar la sal herbamare. Licuar en la licuadora la mitad de los frijoles y después mezclar con los otros frijoles. Al final agregar la cayena y el aceite sin refinar.

LENTEJAS GERMINADAS

Ingredientes

- 2 puñados grandes de lentejas de las más oscuras.
- 1 cebolla en ramas fresca con sus hojas verdes, picada bien pequeña.
- 1 puñado de cilantro fresco y cortado muy pequeño.
- 1 ramita de orégano y tomillo fresco.
- 1 calabaza pequeña fresca y de color amarillo fuerte, Cortada en trocitos.
- 1 cucharadita de kelp granulado.
- 4 pizcas de sal herbamare.
- 1 cucharadita de aceite de oliva.
- 3 pizcas de cayena. (Red pepper)

Hervir las lentejas germinadas a fuego bien lento, con 4 tazas grandes de agua por 15 minutos y agregar la calabaza, hervir hasta que esté blanda las lentejas y la calabaza. Dejar enfriar y agregar el resto de los ingredientes, licuar la mitad y luego juntar todo y antes de servir añadir el aceite y la cayena.

Recordar que los granos solo se combinan con ensalada.

Proceso de germinación de las semillas y los granos

Las semillas o los granos que escoja se ponen a remojar por un mínimo de 8 horas, luego se lavan bien, se escurren y se extienden en una bandeja que no sea de aluminio, puede ser de madera, barro, porcelana o cristal. Extender por toda la bandeja y exponer al aire fresco donde no les de la luz. Si antes de las 12 horas ya ha brotado el cogollo (germen), se lavan y se consumen. Si no han germinado se dejan hasta completar 12 horas y se lavan de nuevo y se escurren. Luego en las próximas 24 horas se lavan 2 veces (cada 12 horas). Se guardan en la parte baja del refrigerador para el consumo de la semana. Las semillas germinadas obtenidas se pueden agregar a las ensaladas, tortillas y salsas. Las sopas con granos germinados solo necesitan 10 minutos a fuego lento, con sus aderezos como el puerro y los que desees utilizar, al final se le agrega las hierbas y al servir, la mantequilla ghee o el aceite sin refinar que se ha indicado en las recetas, y una pizca de herbamare o de kelpamare.

Las semillas germinadas son brotes llenos de vitalidad y tienen principios nutritivos extraordinarios. Por su cantidad excepcional de nutrientes son muy valoradas en una dieta sana. La alimentación con brotes y granos germinados, son necesarios para gozar de buena salud. Las semillas germinadas son el alimento más vivo que existe, pues están aún creciendo hasta el momento en que comenzamos a masticarlos.

Los germinados constituyen uno de los mejores alimentos que la naturaleza nos ha dado. Ellos contienen elementos indispensables para el desarrollo de las plantas como son la clorofila, vitaminas, minerales, oligoelementos, enzimas y otras sustancias vitales. También contienen calcio, hierro, magnesio, cobre, zinc, yodo y potasio, junto con los aminoácidos esenciales que nuestro cuerpo necesita en la formación de las proteínas necesarias para restaurar los tejidos.

SALSAS Y ADEREZOS

SALSA DE JENGIBRE

Ingredientes

- 1 limón amarillo.
- ¼ taza de aceite de sésamo.
- 2 cucharadas de raíz fresca de jengibre rallado.
- 1 cucharada de kelp granulado.

Mezclar todos los ingredientes y batir bien.

ADEREZO DE LA SEMILLA CRUDA DE CALABAZA (Pumpkin)

Importante y necesario consumir lo más posible durante el período de desintoxicación. Especial para eliminación de parásitos. Ayuda con los problemas en los ovarios, útero, vagina. Próstata y otras propiedades. Siempre crudas, sin tostar y sin sal.

Ingredientes

- 2 puñados de semillas de calabaza.
- 1 taza del jugo de pepino, apio o zanahoria.
- 1 tallo de apio con sus hojas.
- 1 cebolla en ramas
- ½ aguacate.
- 4 delgadas tiritas de pimentón rojo.
- ½ remolacha pequeña.

Licuar poco a poco todos los ingredientes juntos hasta que esté cremoso. Acompañar con galletitas ok-mak 100% integral.

SALSA MIXTA

Ingredientes

- 1 cucharada de rábano negro picante fresco (en el mercado judío).
- 2 cucharadas soperas de raíz de jengibre fresco sin cáscara rallado.
- 1 cucharada de aceite de oliva, sin refinar.
- 1 cucharada de crema ajonjolí.
- 1 limón fresco amarillo.
- 1 cucharada de cáscara de limón.
- 4 onzas de jugo de remolacha.

Mezclar todos los ingredientes y servir.

JUGOS PARA LA DESINTOXICACIÓN

JUGO DE PIÑA

Ingredientes

- ½ taza de piña trozada sin corazón.
- ½ taza de coco fresco de cáscara amarilla trozado.
- ½ jugo de limón.
- 2 dátiles sin semilla.

Licuar poco a poco los ingredientes y disfrutar esta nutritiva bebida.

JUGO DE PIÑA JENGIBRE Y RÁBANO. Delicioso cóctel energético

Ingredientes

- ½ taza de piña fresca picada sin corazón.
- ¼ taza de coco picado.
- ½ taza de agua de coco.
- 1 cucharada grande de raíz de jengibre rallada.
- ½ cucharada de rábano picante rallado, remover la piel.
- ½ limón.
- 1 cucharada de miel de abejas.

Mezclar poco a poco los ingredientes juntos en la licuadora. Se puede servir como cóctel en celebraciones o como bebida en la semana para generar energía.

JUGO DE ESPÁRRAGOS (tónico para la piel, desintoxica y depura la sangre)

Ingredientes

- 8 espárragos.
- Jugo de tomate.
- ½ taza de agua.

Tomar solo el tallo de los 8 espárragos y mezclar con jugo de tomate y media taza de agua. Coloque todo en la licuadora y beba. Guardar las hojas de los espárragos y usarlas en ensaladas.

JUGO DE BANANA

Ingredientes

- 1 pequeña banana.
- 8 almendras remojadas previamente.
- 2 nueces de Brasil germinadas.
- 2 higos.
- 2 onzas de agua o más al gusto. / Licuar y degustar.

JUGO DE BANANA, CIRUELA Y DÁTILES

Ingredientes

- 1 paquete de ciruelas pasas.
- 1 un paquete de dátiles o frutas desecadas o deshidratadas.
- 1 higo.
- ½ banana.

Remojar por 2 horas los dátiles, higos y las ciruelas pasas juntos en una jarra llena con agua purificada. Licuar en 3 onzas de agua con la banana incluida. Para deleitarse de vez en cuando ó 2 veces por semana a cambio del cereal.

JUGO DE BANANA Y MENTA

Ingredientes

- 1 pequeña banana madura.
- ½ taza de leche de almendras.
- 1 ramita de menta fresca. / Licuar todo junto y tomar al momento de preparar. A media tarde

La banana contiene hierro, agua, almidón, celulosa, sacarosa, dextrosa, glucosa, tanino, carbohidratos, fibra, calcio, fósforo, tiamina, vitaminas A, B1, B2, B12, C, E, PP, magnesio, potasio, zinc, azufre, cloro. Es expectorante, consumiéndola periódicamente controla el estrés. Es la fruta del sistema nervioso, pues controla el ánimo. No debe comerse como postre, pues resulta indigesto, en cambio es bueno en el desayuno o la merienda.

JUGO FENDI

Ingredientes

- 1/3 taza de semillas de sésamo.
- 1/3 taza de semillas de girasol.
- 1/3 taza de la combinación, pasas, dátiles, higos y banana.
- Jugo de una manzana.

Mezclar todos los ingredientes. Se humedecen con el jugo de manzana. No licuar y tomar. Estas recetas son para usar los 30 días de depuración.

PROPIEDADES DE LOS TÉS DE HIERBAS

LOS TÉS DE HIERBAS

No resultan eficaces por sí solos, pero añadidos a un buen proceso de desintoxicación; posee grandes propiedades. Se pueden usar en infusión, en extractos, en compresas y en aceites. Estos tés se usarán en el mes de desintoxicación. No excederse de la dosis.

El FENOGRECO / Fenugreek

Actúa sobre la diabetes tipo I y II. Estimula el páncreas, nivela la glucosa antes y después de comer. Pérdida de apetito y problemas del estómago. Aumento de la lactancia, aumenta cicatrización de las heridas. Es un diurético, combate trastornos estomacales, mejora el sistema digestivo y el estado de la piel.

Contraindicaciones: Su uso de más de 100 gramos de semilla al día puede producir molestias intestinales y náuseas. El fenogreco no debe usarse durante el embarazo, ya que podría ocasionar un aborto. Por lo demás es sumamente seguro.

EL SELLO DE ORO /El Goldenseal

Beneficia las infecciones de las vías respiratorias, mejora la digestión, las úlceras pépticas, gastritis, colitis y otros trastornos del sistema digestivo, aumenta el flujo de la bilis y las enzimas digestivas, estreñimiento, tratamiento de infecciones, cistitis, laringitis, enfermedad hepática alcohólica, enfermedades de la piel, sangrado excesivos en la menstruación, ayuda a la actividad de glóbulos blancos, del bazo, por su contenido de berberina destruye hongos, bacterias, bueno para la piel ya que actua como antibiotico. Ayuda a las irritaciones de los ojos, actúa sobre el sistema respiratorio y linfático.

Contraindicaciones: Comer esta planta puede resultar en inflamación de las mucosas, en dosis altas puede irritar la piel, la boca, la garganta y la vagina, también puede provocar náuseas y diarrea. No utilizar durante el embarazo, ya que puede estimular el útero. No utilice el sello de oro sin consultar a un médico si ha tenido enfermedades del corazón, diabetes, glaucoma, un derrame cerebral, o presión arterial alta.

BAYA DE OSOS / La uva ursi

Es antimicrobiana, contiene taninas, ayuda con los problemas de diarrea crónica, beneficia la piel, ayuda con los problemas de aborto involuntarios, ayuda en la pérdida de peso, tónico para los riñones y el pancrea, reduce la acumulación de ácido úrico y la formación de cálculos en la vejiga, ayuda con los dolores de cabeza, de espalda, reumatismo y artritis.

Contraindicaciones: No debe emplearse bajo ningún concepto durante el embarazo, ya que además tiene un efecto estimulante de la astringencia del útero. Tampoco es recomendable emplearla en pacientes con problemas gastroduodenales, debido a su efecto irritante.

RAÍZ DE REGALIZ / Licorice root, actúa como protector del hígado, ayuda al estreñimiento, colitis, úlceras. Actúa sobre el aparato respiratorio, aparato digestivo, antidepresivo, antivirus, regula los estrógenos de la mujer en la etapa de la menopausia. Inhibe el crecimiento de microorganismos como el herpes, infecciones vaginales, psoriasis, caída del cabello (añadir una cocción del té de regaliz al champú).

Contraindicaciones: El uso prolongado de la raíz de regaliz puede presentar toxicidad; así como también presenta interacciones y contraindicaciones con ciertos medicamentos que se deben tomar en cuenta si usted está tomando medicamentos.

ESPINO AMARILLO / yellow dock es recomendado en casos de estreñimiento, regula el intestino, reconstituyente y purificador de la sangre. Bueno para la anemia y para la baja cantidad de células blancas en el organismo. Debe tomarse separado de otras hierbas que contengan ácido tánico para no causar problemas digestivos. Estimula la bilis las enzimas digestivas.

TÉ COLA DE CABALLO/ horsetail es usado para fortalecer órganos del cuerpo. Provee colágeno a la piel, pelo, uñas, dientes, huesos, tendones y ligamentos para problemas artríticos y reumáticos, enfermedades de la orina, cicatriza heridas, sana huesos fracturados, fortalece el tejido conjuntivo. Destructor de piedras en los riñones. Contribuye a que el cuerpo absorba mejor el calcio. Alivia síntomas de artritis. Ayuda a la osteoporosis. Combate el dolor en las uniones de los huesos, hemorroides, espasmos. Es usado en los procesos de desintoxicación para eliminar las toxinas y el exceso de líquido en el cuerpo.

Contraindicaciones: La cola de caballo es segura para los adultos. No tiene contraindicaciones. No se debe usar durante el embarazo.

TÉ CARDO MARIANO (milk thistle)

El té de milk thistle actúa sobre disfunciones gastrointestinales, y actúa directamente sobre el hígado, reduce las consecuencias del exceso del consumo de alcohol, cirrosis del hígado, hepatitis crónica. (Se puede combinar con otras plantas como las alcachofas y malva). Baja el nivel de colesterol, problemas cervicales y de próstata. Reduce el crecimiento de glándulas cancerígenas en los senos. Recientes estudios de la Universidad de Columbia en USA, lo relaciona con los efectos beneficiosos sobre el cáncer en niños y adultos. Tomar una taza ½ hora antes del desayuno y ½ hora antes de ir a dormir.

Contraindicaciones: Si se está tomando algún medicamento puede causar daño. Otra contraindicación puede ser una condición de salud existente el cual hace que el uso de la leche de cardo sea peligroso, o un suplemento que reaccione negativamente con la leche de cardo o milk thistle.

LOS ACEITES ESENCIALES

Una obra definitivamente extraordinaria y muy esperada de los beneficios de grado terapéutico de los aceites esenciales. Al comenzar a comprender el poder de los aceites esenciales en el ámbito de la salud personal, integral, podremos apreciar la necesidad de obtener los más puros aceites esenciales posible. No importa lo costoso que los aceites esenciales puros puedan ser, no puede haber sustitutos. Aunque los químicos han recreado con éxito los componentes principales y las fragancias de algunos aceites esenciales en el laboratorio, estos aceites sintéticos carecen de efectos terapéuticos e incluso llevan a riesgos.

Los aceites esenciales son tan pequeños en tamaño molecular que rápidamente pueden penetrar en los tejidos de la piel. Son liposolubles y son capaces de penetrar las membranas celulares, incluso si las membranas se han endurecido a causa de una deficiencia de oxígeno. Pueden penetrar a todas las células del cuerpo a los 20 minutos y luego se metaboliza como otros nutrientes. Contienen moléculas de oxígeno que ayudan a transportar los nutrientes a las células humanas que mueren de hambre por una deficiencia nutricional y deficiencia de oxígeno.

Los aceites esenciales también trabajan para estimular el sistema inmunológico, son un antioxidante muy poderoso que crean un ambiente hostil para los radicales libres. Se puede prevenir mutaciones, hongos, y la oxidación en las células y trabajan como limpiadores de los radicales libres, son antibacterianos, anticanceroso, antihongos, anti-infecciosos, anti-microbianos, anti-tumorales, antiparasitarios, antivirales y antisépticos. Los que contienen sesquiterpenos tienen la capacidad de atravesar la barrera sangre-cerebro. Además cuando es difundido con el espray en una habitación o colocados en un difusor, proporciona la purificación del aire. Estos aceites esenciales son:

1.- DI –GIZE/DI-TONE /Aceite Esencial

Estos aceites se mezclan para ayudar a aliviar los problemas digestivos, tales como malestar estomacal. Eructos, pirosis y distensión abdominal. Contiene:

Estragón: Se ha utilizado para sus funciones antimicrobianas y antisépticas. Ayuda a reducir la dispepsia, espasmos intestinales, e infecciones del tracto urinario. Se puede reducir el dolor del nervio. Es antiespasmódico, antiinflamatorio, antiinfeccioso, antiviral, antibacteriano y evita la fermentación.

Jengibre: Se utiliza para el alivio de la cinetosis, la artritis, el reumatismo, dolores musculares y congestión, tos, sinusitis, dolor de garganta, diarrea, cólicos, falta de apetito, fiebre, escalofríos, indigestión, gripe y enfermedades infecciosas.

Juniper: Puede funcionar como un desintoxicante y depurativo, promueve y mejora los nervios y la función renal. También es beneficioso para la piel, reduciendo la dermatitis, eczema y acné.

Anís: Es antiespasmódico, antiséptico, estimula el aumento de la bilis, del hígado, expulsa los gusanos y ayuda a calmar la vesícula biliar, las contracciones, dispepsia, espástico, colitis, flatulencias, indigestión, congestión pulmonar, bronquitis asmática y el dolor intestinal.

Hinojo: Es un antiséptico y estimulante para los sistemas circulatorio y respiratorio. Es antiespasmódico, y antiséptico, para el parto, problemas cardiovasculares y respiratorios, aumento de la lactancia después del parto.

Pachulí: Se utilizó en la India en tiempos antiguos como un comercio de productos básicos debido a su fragancia a tierra otoñal y su capacidad para enmascarar los olores diferentes. Este pueblo de la India usó la fragancia de pachuli en su ropa y sus hogares a causa de su insecticida natural y propiedades anti-infecciosas. El pachulí es muy beneficioso para la piel y puede ayudar a prevenir las arrugas o la piel agrietada. Es un tónico general y estimulante y ayuda al sistema digestivo. También es antimicrobiano, antiséptico, y ayuda a aliviar la comezón.

Menta: Es una de las hierbas más antiguas y más respetadas para la digestión suave. Posee efectos beneficiosos de la hierbabuena en el hígado y el sistema respiratorio, reduce la fiebre, candidiasis, náuseas, vómitos, y fortalece el sistema respiratorio. Añadir la hierbabuena al agua potable ayuda a mantener la temperatura del cuerpo fresca cuando hace calor.

Lemongrass: Funciona bien para la purificación, es de gran alcance en la regeneración del tejido conectivo, es vasodilatador y antiinflamatorio, sedante y de apoyo al sistema digestivo. Lemongrass tiene fuertes propiedades antimicóticos cuando se aplica tópicamente. También puede ayudar a aumentar el flujo de oxígeno y elevar el espíritu. Se puede aplicar en la planta de los pies y los tobillos. Masajee con una o dos gotas en la parte externa del oído para ayudar a aliviar las náuseas matutinas.

2.- JUVAFLEX /Aceite Esencial

Este aceite esencial es reconocido como soporte para el hígado y el sistema linfático en sus crisis de desintoxicación y su recuperación. Ayuda a cortar cualquier apego o adicción de sustancias nocivas; además de participar en la descarga de irritabilidades en el diario vivir.

Es espasmódico, antifonal y antibacterial, es de gran soporte para el hígado, páncreas y riñones. Balancea el sistema endocrino, estimula el sistema cardiovascular y respiratorio, regenera tejidos y el sistema nervioso, es anticoagulante y también estimula la función de los nervios del hígado y mejora la condición de deficiencia del oír. (sorderas).

Después de limpiar el hígado y calmar el sistema linfático, interviene en el control de la ira, la causa de los más severos desórdenes en el hígado. Estimula la glándula timo, reduciendo dermatitis, artritis, ciática, tuberculosis y otras alergias. Siempre se recomienda aplicar sobre la zona del hígado el puro aceite esencial, o usar con las compresas calientes; con masaje se aplica sobre los puntos del área del hígado, sobre la planta de los pies y la espina dorsal. Y en el caso de irritaciones mezclar con el aceite de sésamo.

3.- PAZ Y CALMA /Aceite Esencial

Este suave y agradable aceite es específicamente calmante, creado para aplicar o usar a través del método ambientador. Promueve la relajación y el profundo sentido de la paz, liberando las tensiones y permitiendo la elevación del cuerpo y espíritu. Cuando se aplica con masaje sobre las plantas de los pies, este es un maravilloso preludio hacia la paz (full peace) y el sueño que procesa sanación durante la noche. Estimula la glándula pineal, la cual segrega la hormona melatonina, promotora del sueño reparador.

Estos aceites han sido históricamente usados en los casos depresivos, ansiedad, estrés, e insomnio, normaliza el sistema linfático, limpia el hígado, transforma el mal humor, la irritabilidad y negativas emociones en sensaciones de estar bien. Devuelve la auténtica alegría de vivir con sus respectivos talentos y la divina sabiduría.

Aplicación

Ambientador usar como colonia, sobre planta de los pies, las muñecas y las orejas, no dentro de los oídos.

Alerta y Protección: En aquellos de piel sensible podría ser irritante. Cuando se aplica cualquier aceite esencial, no frotar los ojos, si tuviese contacto accidental con los ojos lavar con aceite vegetal como sésamo o almendras. No usar agua nunca, no tomar el sol hasta que hayan pasado después de aplicarse por lo menos de 3 a 6 horas.

4.- PEPPERMINT /Aceite Esencial

Es una de las hierbas más conocidas y usadas para normalizar la digestión. Reconocidos sus beneficios en el hígado y el sistema respiratorio. Otra forma de uso es aspirando su aroma, como recurso en los efectos de contracción mental. Habilita y afecta directamente el centro del cerebro invadiéndolo con la sensación de estar satisfecho, normalizando el apetito para perder peso (en el caso de sobrepeso). Otros reportes comprueban sus propiedades en las siguientes condiciones: náuseas, fiebres, cándida, vómito, se recomienda tomarlo en verano como agua refrescante. Anticanceroso, soporta la digestión, expulsa parásitos, descongestionante, anti-infecciones, anti-bacterial, antifonal, estimulante, tensión alta, cardiotónico, anti-inflamatorio, quita dolores, expectorante y anti-inflamatorio del tracto intestinal y del tracto urinario, restaurador y estimulante del nervio trigémino y el sentido del gusto.

Aplicación

Difusor, masaje sobre el estómago o aplicarlo sobre las plantas de los pies o sobre las sienes y la nuca para tratar dolores de cabeza. También se puede colocar 2 gotas sobre la lengua 2 veces al día.

Precaución: En caso de embarazos no se recomienda su uso. Cuidar de no tener contacto con los ojos; membranas mucosas; o áreas de la piel sensitiva, no aplicar sobre heridas o quemaduras.

5.- LAVANDA /Aceite Esencial

Este aceite esencial es conocido y famoso en alto rango por sus beneficios tales como la condición de la piel, quemaduras, irritaciones, psoriasis. Es antiespasmódico, anti-inflamatorio, anti-infeccioso, anti-coagulante, nivelador de la tensión, nutre y limpia la piel, previene las acumulaciones de sebo en la piel, clínicamente evaluada por sus poderosos efectos de relajar el sistema nervioso. Los científicos franceses fueron los primeros en descubrir la habilidad de regenerar los tejidos y cerrar las heridas de severas quemaduras con rapidez impresionante. Lavanda es uno de los pocos aceites que aún permanecen como primeros auxilios.

Aplicación

Como ambientador. Tiene un sin números de usos, se puede rociar hacia el espacio interior del dormitorio para promover apacible sueño. También se puede mezclar a los alimentos o al agua como suplemento.

6.- ESENCIAS FLORALES DR. BACH

- Esencia Cherry Plum.
- Esencia Holly.
- Esencia Rock Rose.
- Esencia Willow.
- Esencia Vervain.

Es un método simple y natural de mejorar las dolencias y la salud a través de la utilización de ciertas flores silvestres. Las terapias florales que tratan más los desórdenes de personalidad del paciente que la condición física individual, fueron descubiertas por el Dr. Edward Bach en los años 30. Durante varios años Bach fue capaz de reconocer y encontrar un tratamiento apropiado en cada caso, y halló todos los remedios en flores de los campos y en los árboles de los bosques, es decir, en el poder sanador otorgado a la naturaleza.

Los remedios de Bach, sin embargo, no utilizan la materia física de la planta sino la energía esencial que se encuentra contenida en la flor. Mientras la mayoría de las medicinas tratan los males del cuerpo con materiales físicos; las terapias de Bach tratan aquello que no puede verse, o la causa psicológica, que está detrás de toda enfermedad. Los descubrimientos de Bach representan un enfoque revolucionario de la medicina que podemos resumir como: "Trata al paciente y no a la enfermedad".

Inevitablemente hay enfermedades que están más allá del alcance de esta forma de medicina, al igual que hay ciertos malestares y conflictos que encajan más con otros métodos de tratamiento, pero los remedios de Bach pueden aplicarse muy bien en casi todas las circunstancias. Aparte de ser ésta, una forma de medicina, sin ningún efecto secundario, que funciona muy bien en niños, animales, incluso en plantas, y son absolutamente compatibles con cualquier tratamiento o terapia, tanto alternativa como alopática.

Existe mucha experiencia en su uso, así como numerosas publicaciones (ver bibliografía), que avalan su resultado. En 1983 la O.M.S. (Organización Mundial de la Salud) publicó un estudio dirigido a las administraciones sanitarias de sus estados miembros, recomendando explícitamente la terapia de Bach (medicine traditionelle etcouvertere des soins de santé. OMS. Genève. 1983).

CAPÍTULO IV

VIVIENDO SIEMPRE SANOS

RECONOCER EL ORIGEN DE TODO

Primero debemos reconocer el origen de todo, el porqué fue que nuestro organismo comenzó a deteriorarse, qué originó el estado actual, el porqué de tantos malestares y dolencias. Qué hicimos y que no debimos hacer. Saber que lo importante siempre debe ser dar a nuestro cuerpo el alimento para vivir en un ambiente sano y olvidarnos de darle placer a nuestro paladar esto será la pauta que marque el cambio; si no lo reconocemos y nos seguimos aferrando a nuestras viejas tradiciones nada de lo que hagamos tendrá validez.

Las personas acostumbradas a un régimen alimenticio tentador tienen el gusto corrompido y no aprecian de buenas a primeras un alimento sencillo. Se necesita tiempo para normalizar el gusto y acostumbrar el paladar para que el estómago se reponga del abuso al que estamos acostumbrados. Quienes son persistentes y siguen el régimen de alimentarse saludablemente conseguirán con el tiempo adaptarse y apreciar mejor su sabor; sin recargar el estómago y facilitando el desempeño de su función. Debemos reconocer que los alimentos suculentos quebrantan los órganos sanos del cuerpo y de la mente.

Muchos se rehúsan a cambiar su complacencia a la glotonería, prefieren sacrificar su salud y morir prematuramente antes que restringir su apetito insano. Recordar es un deber, que hemos sido creados con el propósito de glorificar a Dios en nuestro cuerpo y en nuestro espíritu, el cual le pertenecen.

La complacencia del apetito es la mayor causa de debilidad física y mental, algunos están ahora sufriendo a causa de la violación de las leyes de la vida. No sembremos las semillas de enfermedad en el organismo la cual apresura a una ruina rápida y segura. El sistema digestivo tarde o temprano reclamará descanso. El buen régimen alimenticio y el dominio de todas las pasiones (sexo, alcohol, drogas, etc.), darán el vigor mental y moral que capacitará a todos los hombres, haciéndolos discernir lo bueno, de lo malo; lo sagrado, de lo profano.

Cuando se reconoce el origen de todo; desaparecen las connotaciones negativas, el no asumirlas emite juicios de luchar contra ellos. Puede ser doloroso en ciertos momentos, pero hay que usar el valor de reconocer dónde nos equivocamos y que estamos haciendo mal para darle a nuestro organismo el valor que se merece. **¡Aprendamos a comer inteligentemente!**

PROPIEDADES Y USOS DE LOS ALIMENTOS CON MÁS VIDA

Se deben sustituir todas las especias dañinas por aquellas de la madre naturaleza; que no contienen químicos y que no han sido procesadas, ni refinadas; así como también, reemplazar los alimentos procesados por aquellos que no han pasado por ningún proceso.

A continuación aparece una lista de los alimentos; como prepararlos y sus propiedades.

MANTEQUILLA GHEE

El ghee es la mantequilla clarificada, es decir, sin la proteína; ya que mediante el proceso de ebullición a que se le somete hace que se separe la proteína que lleva y sea mucho más digestivo y esté libre de grasas. El ghee es un sustituto de la mantequilla, por lo que se puede comer en tostadas para el desayuno o en recetas de cocina, se puede sustituir por el aceite a la hora de cocinar, no engorda; aunque las personas obesas deben tomarlo con prudencia.

El Ghee equilibra los fluidos (residuos corporales) heces, orina y sudor. Es un buen vehículo de transporte a nivel celular, ayuda a la digestión, es un buen hidratante de la piel, así como un buen protector. También sirve para las quemaduras del sol. Se puede adquirir en las tiendas naturistas o elaborarlo en casa.

Ingredientes

- 1 Kg. de mantequilla (al final del proceso queda bastante reducida por ello cuanto más cantidad mejor).
- Una gasa esterilizada (de venta en farmacias).

- Un colador.
- Una olla de acero inoxidable o de vidrio templado (nunca de aluminio).
- Un recipiente de vidrio preferiblemente con tapa hermética.
- Una cuchara de madera.

Preparación

Se pone la mantequilla en la olla a fuego muy lento y se va revolviendo hasta derretir, ir revolviendo constantemente y evitar que la mantequilla se queme. Cuando empiece a hervir se formará una espuma que no se ha de retirar en ningún momento, sino que hay que esperar a que esta se evapore. Se mantendrá hirviendo hasta que la mantequilla se haga más líquida y alcance un color dorado. En las paredes de la olla quedará la proteína a medida que se vaya haciendo el ghee, cogerá un color tostado y tendrá un olor a galleta.

Para comprobar que el ghee está hecho se debe hacer "la prueba del algodón". Se retira la olla del fuego y se coge un trocito de algodón o un bastón de algodón de los oídos. Se moja un poquito el algodón en el ghee y se coloca directamente en el fuego, si no gotea es que ya no hay agua y está lista.

Se coloca la gasa en el colador, se coloca encima del recipiente de vidrio y se vierte el ghee para que así quede retenida toda la proteína. Se deja enfriar sin tapar y a medida que se va enfriando cogerá consistencia. Tapar y refrigerar.

Nota:

Después que empiece a hervir se debe tener cuidado al cambiar el color del ghee, ya que si la dejamos al fuego mucho tiempo, cogería un color demasiado oscuro. Sería un ghee pasado o quemado. Por ello, es recomendable ir probando con el algodón y si no está hecho, continuar. De todas maneras si esto ocurre y queda demasiado oscuro; no tirarlo; ya que puede servir como hidratante para la piel.

PAN CHAPATI

Ingredientes

- 50 gramos de harina de trigo integral.
- 1 cucharada de mantequilla Ghee.
- 1 taza de agua templada.
- 1 pizca de sal de herbamare.

Preparación

Mezclaremos la harina, la sal y el aceite o Ghee. Iremos amasando, añadiendo poco a poco el agua que la masa admita, hasta conseguir una masa homogénea, suave y que no se pega a nuestros dedos. El amasado, como en todos los panes, es quizá el paso más importante así que no hay que escatimar el tiempo que haga falta. Dejaremos la masa reposar, bien tapadita con un paño, unos 30 minutos.

Ahora dividiremos la masa en bolitas del tamaño aproximado de un huevo y las estiraremos con el rodillo (espolvorear un poco de harina para que no se peguen) hasta que queden lo más finas y de forma circular posible. El último paso es ponerlas sobre una plancha o sartén caliente. Cuando aparezcan en la masa una especie de burbujitas pequeñas le damos la vuelta al Chapati y lo continuamos cocinando unos instantes hasta que esté bien hecha. Se suelen untar ligeramente con aceite. Así no se pegan unos con otros y además quedan más sabrosos.

LECHE DE ALMENDRAS

- ¼ taza de almendras remojadas de 8 a 12 horas o germinadas previamente (remover la piel de las almendras después del proceso de remojo o germinado).
- 1 ½ taza de agua purificada.

Licuar las almendras en la mitad del agua hasta el punto cremoso. Añadir el resto del agua y licuar un poco más hasta llegar a la consistencia de la leche o la deseada. Si la leche de almendras se prepara sin remover la piel, la leche quedará de color oscuro y con sabor amargo no agradable al paladar.

La almendra contiene gran cantidad de aceite, azúcares, fécula, colesterina y esparraguina, proteína, hidratos de carbono y celulosa, vitaminas A, C, D, B1, B2, PP y EE, azufre, calcio, cobre, fósforo, hierro, magnesio, manganeso, potasio, y zinc, son remineralizantes y energéticas, fortifican el sistema nervioso, favorecen la digestión, aumenta la secreción de la leche materna. Contiene los 8 aminoácidos esenciales. Es un antiséptico intestinal y urinario.

LECHE DE NUECES DE BRASIL (cashew nuts)

Ingredientes

- 1/3 taza de nueces de Brasil remojadas por 8 horas.
- 2 dátiles sin semillas.
- 1 taza de agua purificada o al gusto.

Licuar y deliciosamente degustar.

LECHE DE AVELLANAS (hazel) Y SEMILLAS

Ingredientes

- ¼ taza de avellanas, almendras, sésamo y nueces, remojadas por 8 horas.
- 1 taza de agua purificada.
- 1 cucharada de miel de eucalipto o xilitol..
- 9 clavos aromáticos.
- 1 astilla de canela.

Pelar y quebrar las semillas, licuar todos los ingredientes a la consistencia de leche. Hervir en 2 onzas de agua por 3 minutos a fuego lento los clavos aromáticos y la astilla de canela. Sacar la canela y los clavos cuando esté a temperatura ambiente y agregar el líquido a la mezcla de granos. Endulzar con miel, dátiles sin semillas o uvas pasas.

La avellana es el más digerible de todos los frutos neutros. Contiene agua, proteínas, grasas, hidratos de carbono, celulosa, vitaminas A, B1, B2, PP, azufre, calcio, cloro, fósforo, hierro, magnesio, potasio, sodio, silicio y aminoácidos esenciales, alimento formador y reparador de los tejidos, recomendado para la anemia por su abundancia de hierro. Contiene mucha cantidad de grasa nitrogenada.

LECHE DE COCO

Ingredientes

- 1 coco (si pesa 400 gramos añadir la misma cantidad de agua).

Procedimiento

Abrir unos agujeros al coco con un clavo y martillo. Colocamos el coco encima de un vaso y dejamos que el jugo salga. Después terminaremos de abrir el coco y separaremos la carne de la cáscara. Licuamos la carne del coco y poco a poco le vamos añadiendo el agua, se deja reposar un rato y luego colarla.

El coco contiene, proteínas, fibra, azúcares, vitaminas. A, B, B1, B2, E, PP, C, calcio, fósforo, potasio, sodio, magnesio, azufre, cloro, silicio, bario. No se debe consumir con lácteos, por cuanto sus grasas son diferentes, tampoco se debe mezclar con huevos.

Los efectos positivos del coco se deben principalmente a su contenido de magnesio. Algunos investigadores han llegado a la conclusión que es indispensable para la defensa contra las alteraciones cancerígenas de las células.

La pulpa y la leche de coco consumidas en ayunas provocan la expulsión de determinados tipos de Tenias. El coco posee sustancias que destruyen los radicales libres. Por su riqueza de calcio y fósforo fortifica la piel, uñas, dientes y tejidos nerviosos. Es un elemento nutritivo y energético. Es un buen sustituto de los huevos y la leche. Para desparasitar niños y adultos especialmente de amebas: Se mezcla medio vaso de leche de coco con medio vaso de jugo de piña y se toman como desayuno durante 9 mañanas, cuidando de no consumir otro alimento durante 2 horas. La leche de coco es buena para la arteriosclerosis.

LECHE DE SOJA CASERA

Ingredientes

- Frijol de soja. El necesario.
- Canela en polvo.
- Stevia o miel.

Lavar bien y escurrir el frijol de soja, dejarlos en remojo por toda la noche, en la mañana poner a hervir a fuego alto, después de hervir bajar a fuego lento durante dos horas. Al cabo de esas dos horas dejar enfriar y licuar. Lista para tomar. Se le puede agregar un toque de canela molida y endulzar con miel o stevia.

PASTA INTEGRAL

Se llama así porque es el resultado del proceso de fabricación de la pasta blanca (la pasta de trigo duro blanco), en donde se separa el salvado que posee el trigo del grano. Entonces, la pasta integral es pasta normal a la que no se le ha quitado el salvado.

La integral es más rica en fibra, minerales y vitaminas B. Una forma de consumir la pasta sin añadir ni una caloría; es prepararla con ajo y aceite de oliva, una vinagreta de hierbas (una mezcla de aceite de oliva virgen, ajo y perejil con especias como romero, tomillo, albahaca u orégano) o cebolla. Es mucho más saciante, por su alto contenido en fibra. La pasta integral tiene más nutrientes, además al ser más rica en fibra, mejora el tránsito intestinal.

ARROZ INTEGRAL

Es el más nutritivo ya que tiene otros aportes importantes. Su grano contiene vitaminas del complejo B y vitamina E, además de potasio y fósforo, se puede incluir como parte de la dieta de los pacientes hipertensos. Su cáscara es rica en fibras y fitoesteroles, que reducen de forma notable los niveles de colesterol en la sangre, por lo que benefician a los pacientes con problemas de dislipidemia.

Por la liberación progresiva de energía, debido a la fibra contenida, ayuda a estabilizar los niveles de azúcar en la sangre, siendo un alimento que podría incluirse en la dieta de los diabéticos. Además es una ayuda contra el estreñimiento.

ACEITE DE OLIVA

La grasa monoinsaturada protege del cáncer colorrectal. Al actuar sobre los ácidos biliares, el aceite de oliva disminuye el riesgo de evolución de la mucosa digestiva el adenoma o carcinoma. Sin olvidar que al mantener flexibles las arterias mejora la circulación y oxigenación de todos los tejidos. También ésta el aceite de girasol, el de canola y otros que son muy beneficiosos y útiles en la cocina.

AJO Y CEBOLLA

El ajo y la cebolla contienen alicina, un compuesto rico en azufre que actúa como depurador del hígado, eliminando las sustancias tóxicas que se acumulan en la sangre y tejidos. Además, el ajo se une a las toxinas, neutralizando sus efectos en las células.

LAS ALGAS

Son depurativas, ricas en minerales y vitaminas y contienen fibra. Las algas son una comida habitual en países como Japón, con una baja incidencia de cáncer de mama. Algunos especialistas las recomiendan para ayudar a eliminar los efectos secundarios del tratamiento con quimio y radioterapia por sus efectos reforzadores del sistema inmunológico.

BRÓCOLI, COL, COLIFLOR, BERROS, REPOLLO Y RÁBANO

Contienen numerosas vitaminas y minerales, ayudan con la digestión, ricos en antioxidantes y fibra, contienen sustancias anticancerígenas, son diuréticos, poseen importantes niveles de agua, refuerzan las defensas, eliminan los radicales libres y protegen las células.

GERMEN DE TRIGO

Es un complemento para el organismo por su alto porcentaje en proteínas e hidratos de carbono. Fortalece el sistema inmunológico debido a su alto contenido de vitaminas del grupo B. También tiene un aporte de vitamina F, equilibra el organismo, facilitando la asimilación de las grasas, azúcares y proteínas.

Recomendado en cansancio intelectual; favorece la memoria, previene la arteriosclerosis por su aporte en vitamina E, previene la acumulación de colesterol en las arterias por su contenido en fosfolípidos. Altamente recomendado en el embarazo, lactancia, crecimiento y estados post-operatorios.

Es un aliado de la belleza del cabello, uñas y piel por su aporte en zinc y vitaminas B. El germen de trigo reduce los azúcares de la sangre por su aporte en magnesio.

SAL DE HERBAMARE (Sal de hierbas marinas)

Herbamare se produce bajo un proceso especial de cocción de los ingredientes a fuego lento. Por lo tanto, no sólo es saludable, sino también muy deliciosa. Le da un buen sabor a sus comidas, sin alterar los sabores, ni añadir la preocupación de que está comiendo algo que no es saludable.

Las plantas frescas cultivadas orgánicamente se combinan con sal marina y empapado durante varios meses antes de ser deshidratado al vacío. Este método garantiza la calidad de los ingredientes y el sabor. Una brillante mezcla de apio, puerro, berro, cebolla, cebollín, perejil, apio de montaña, el ajo, la albahaca, mejorana, romero, tomillo, y algas marinas, todos cultivados con métodos ecológicos. Añadir después de la cocción para realzar el sabor. Sustituye la sal de mesa.

KELP GRANULADO (se usa como aderezo y sal)

Es uno de los de más alto valor nutritivo, alcalinizantes y rico en minerales, yodo, calcio, hierro, vitamina B1, B2, B12 potasio y polisacáridos. Es una planta submarina de color verde profundo. El kelp proporciona un alto nivel de nutrición durante la desintoxicación y la limpieza del colon. Se puede conseguir en polvo o granulado, ideal para agregar a casi todas las comidas, se puede espolvorear en sopas, ensaladas y aperitivos.

CAYENA (sustituta de la pimienta)

La pimienta de cayena viene de un arbusto, cuyos frutos son los chiles o ajíes, que cuando maduran se les deja secar y luego se muelen. Los pimientos son amarillos, y a medida que avanza su maduración se van poniendo rojos. Al secarse se vuelven de color granate o rojo oscuro. El polvo extraído al molerlos, es la pimienta de cayena.

Se debe guardar en frascos de cristal, bien hermético y en un lugar fresco y seco. Es muy picante y se utiliza en muy pequeñas cantidades. Se utiliza en platos de cocina como ensaladas, sopas, aperitivos. añadir una pizca.

La cayena tiene poderes estimulantes, digestivos, cardio-vasculares y desinfectantes, ideal para las desintoxicaciones y limpiezas del organismo. Ayuda a mejorar el sistema circulatorio y a quemar grasas.

CORIANDER (sustituto del comino)

Es la semilla seca del cilantro. Es una de las más antiguas hierbas y especias de la historia. Se menciona en la Biblia, las semillas se han encontrado en las ruinas que datan de 5000 años AC. Aunque el término cilantro se utiliza en gran parte del mundo en referencia a las hojas de cilantro. Las semillas (el coriander) se utilizan como especia, tiene un poco de picante, sabor cítrico.

El coriander o semillas del cilantro ayudan a reducir la fiebre y promover una sensación de frescor, proveedor de vitamina A, B1, B2, C y hierro. Actúa en el tratamiento de trastornos digestivos como indigestión, náuseas, la disentería, la hepatitis y la colitis ulcerosa. También es útil en la fiebre tifoidea. El consumo frecuente ayuda a bajar el colesterol en la sangre, ya que es un buen diurético y estimula el riñón. Se puede consumir enteros o molidos como condimento para los alimentos, en sopas, guisos, ensaladas y platos principales.

SEAWEED GOMASIO/ SAL DE SÉSAMO / SAL DE ALGAS (usado como aderezo)

Cultivado con métodos ecológicos, semillas de sésamo entero tostado y molido con sal de mar, rico en minerales del mar, y verduras dulce, nori y kombu. Bajo en sodio. Es un condimento universal, una forma de comer con más sabor y menos sal.

Es una manera sabrosa de añadir los beneficios del sésamo y las algas a su dieta. Condimento nutritivo para los cereales integrales y pastas, salpicado en las ensaladas, verduras, palomitas de maíz, mazorcas de maíz y en aderezos para ensaladas.

Se debe colocar en los alimentos cuando están listos para ingerirlos, ya que la semilla de sésamo es más nutritiva cuando se consume cruda. Fuente de proteínas de alta calidad, calcio, hierro, y una gama superior de aminoácidos como la metionina, triptófano y lisina que no suelen encontrarse en las fuentes de proteína vegetal.

En minerales como el magnesio, el fósforo, el silicio, el zinc, el cobre y el boro, es donde el sésamo se destaca, sobre todo por su alto contenido de calcio biodisponible, cuyo tenor es superior a cualquier alimento natural. Está bien dotado de los minerales necesarios para que ese contenido de calcio pueda ser fácilmente asimilado por el organismo. Además el sésamo posee la mayoría de los demás nutrientes sinérgicos al calcio: ácidos grasos esenciales, vitaminas y aminoácidos. También posee cantidades importantes de potasio, hierro, selenio, yodo y cromo.

Actúa contra hongos y bacterias; inhiben el desarrollo de células cancerígenas, tiene acción antiparasitaria; combate a los radicales libres, interrumpiendo procesos de oxidación celular; se potencian con la vitamina E presente en la semilla, mejorando su absorción en el organismo y en su acción antioxidante. Alta calidad en fibra y mucílagos los cuales le confieren una suave acción laxante y un importante efecto protector de la flora intestinal.

SEMILLAS DE SÉSAMO (condimento para las ensaladas)

Es un alimento de gran calidad, alcalinizante de la sangre, energético, mineralizante, reconstituyente muscular y nervioso, potenciador de la memoria y las facultades intelectuales, protector circulatorio y laxante. Indicado en estados carenciales como osteoporosis, debilidad ósea, pérdida del cabello, caries, encogimiento de las encías y debilidad pulmonar. El sésamo es útil frente a problemas nerviosos, agotamiento, estrés, pérdida de memoria, depresión, irritabilidad, insomnio. Es un excelente complemento nutritivo para personas sometidas a gran actividad mental o intelectual. También ayuda a soportar exigencias físicas, prácticas deportivas, embarazo, lactancia o períodos de convalecencia.

Es un complemento nutritivo para los problemas circulatorios. Su capacidad de disminuir el colesterol en la sangre lo hace indicado en arteriosclerosis, prevención de infarto de miocardio y de trombosis arterial. También es útil en casos de hemorroides e irregularidades menstruales.

SEMILLAS DE CALABAZA (comerlas como snacks o aderezo para las comidas)

Son muy conocidas por su alto contenido de carbohidratos, ácidos grasos, aminoácidos. Contienen vitaminas del complejo B, C, D, E y K así como también aportan ciertos minerales. Entre sus principales beneficios está el ayudar a eliminar la mucosidad, limpiando las vías respiratorias, ayuda a despojar los parásitos intestinales y las lombrices, cuando se consumen en ayunas.

Ayudan en el tratamiento de la próstata y problemas en la vejiga. Actúan como excelente depurador, ayudando a la eliminación de líquidos, reducen el nivel de colesterol, por su contenido de omega 3 y 6, recomendada para pacientes con problemas diabéticos ya que restablece los niveles de glucosa en la sangre. Alivia los dolores de artritis y reumatoide; gracias al ácido salicílico contenido en ella.

SEMILLAS DE GIRASOL

Poseen múltiples beneficios, por medio de ellas se estará incorporando muchos nutrientes al organismo. Contienen ácidos grasos poliinsaturados y nutrientes que favorecen a nuestro sistema cardiovascular. Tienen alto contenido de vitamina E, la cual es un excelente protector contra el cáncer, lesiones pulmonares, cataratas, actúa sobre la piel, fertilidad, y la circulación, estimula además la función del sistema inmune y la formación de glóbulos rojos.

Tienen un buen aporte de hierro, y ácido fólico, previniendo las deformaciones del tubo neural en la formación del feto y la anemia. Contienen tiamina, vitamina del complejo B que previene enfermedades neuro degenerativas como el Alzheimer y que favorece la obtención y distribución de energía en nuestro cuerpo, evitando el cansancio, debilidad muscular y actúa sobre el cerebro (mejorando la memoria) y sobre el sistema nervioso.

Por su contenido antioxidante, mejora el metabolismo de las células y el de todo el organismo, contienen pectina, la cual es un tipo de fibra insoluble que elimina toxinas y metales pesados del organismo, mejora los problemas de estreñimiento. Por su alto contenido de ácidos grasos poliinsaturados, las semillas de girasol mejoran la relación entre el colesterol bueno (HDL) y el malo (LDL), lo cual es favorable para no desarrollar enfermedades cardiovasculares. Las semillas de girasol las hay con sal y sin sal; se recomiendan las que no tienen sal, son ricas y se pueden agregar a las comidas, sopas, ensaladas o también se pueden comer como un snack.

STEVIA (sustituto natural del azúcar)

Es apta para los diabéticos, el glucósido presente en la stevia tiene una acción hipo-glutámico que mejora la circulación pancreática y por ende aumenta la producción de insulina reduciendo la glucosa de la sangre. Reduce la ansiedad y la apetencia por alimentos dulces, regula la presión y los latidos del corazón. Posee acción digestiva, es diurética y antiácida, ayuda a eliminar las toxinas.

Antioxidante, ayuda a controlar el envejecimiento prematuro, antirreumática, antimicrobiana, anticaries, compatible con el flúor, detiene el crecimiento de las plaquetas y evita la caries, actúa sobre el sistema nervioso combatiendo la ansiedad y refuerza el sistema inmunológico.

La stevia puede ser también usada en el tratamiento de la obesidad y la hipertensión arterial porque tiene un efecto insignificante sobre la glucosa en la sangre, es atractivo como un edulcorante natural para las personas con dietas en carbohidratos controlados.

XILITOL (otro sustituto natural del azúcar)

Es el nombre de un poliol azúcar natural, comúnmente derivados de tallos de maíz y abedules. Es igual a muchos otros azúcares, pero con una diferencia significativa, la molécula contiene sólo cinco átomos de carbono en lugar de 6 contenidas en la mayoría de otros azúcares. Esta diferencia molecular es la clave de cualidades beneficiosas del xilitol, tanto como ingrediente para los alimentos como para aplicaciones médicas y dentales.

El xilitol es un edulcorante natural seguro, bajo en calorías, sabe y se ve como el azúcar. No contribuye al aumento de peso, ayuda a la absorción del calcio, no tiene niveles tóxicos, ni riesgos potenciales para la salud. Está aprobado por la FDA y la Organización Mundial de la Salud. Puede ser usado para endulzar los alimentos y bebidas en la cocina pero no se recomienda para la repostería o hacer caramelos.

Ayuda a prevenir la caries. Es seguro para el uso de los diabéticos, los niños y las mujeres embarazadas. Tiene un 40% menos calorías y 0 grs. de azúcar. Es metabolizado sin insulina por lo que crea un efecto significativamente menor glucémico, excelente para los diabéticos. Posee beneficios dentales ya que inhibe la capacidad de las bacterias a adherirse a los tejidos en la boca y no puede ser metabolizado por las bacterias, por lo tanto disminuye drásticamente el proceso que crea ácidos nocivos.

LEVADURA DE CERVEZA (Nutritional yeast)

Es rica en hierro, por lo que contribuye a mejorar la anemia, rica en vitamina B que ayuda a fortalecer el sistema nervioso y ayuda a conciliar el sueño gracias a su efecto relajante. Contribuye a fortalecer nuestro sistema inmunológico, contiene *cromo* el cual ayuda a regular los niveles de glucosa en los diabéticos y ayuda con el control de peso.

Fortalece los huesos gracias al calcio, regula la función intestinal, posee un alto contenido en ácido fólico (ideal para el embarazo), ayuda a la depuración y limpieza de los poros, ayuda a regular los cambios hormonales. No tiene contraindicaciones. La levadura de cerveza puede consumirse en polvo o en copos desecados, mezclados en las ensaladas y sopas.

MAGNESIO (En polvo es mejor)

Actúa como tonificador de los músculos. Es un antiestrés y antidepresivo que ayuda a mantener la presión arterial en orden; puesto que es un tranquilizante natural que mantiene el equilibrio energético en las neuronas, ayuda a prevenir la formación de coágulos en los vasos sanguíneos, lo que desde luego disminuye el riesgo de una embolia y ataques cardíacos. Es un elemento esencial para el desarrollo de los leucocitos, que son los responsables de fabricar los anticuerpos.

El magnesio ayuda a fijar el calcio y el fósforo en huesos y dientes. Los diabéticos que tienen deficiencia de magnesio tienen más posibilidades de desarrollar la retinopatía diabética, es decir, la destrucción de las retinas de los ojos. Previene la formación de cálculos renales y la entrada y depósito de calcio en los músculos, arterias y células cardíacas. Limpia el intestino ya que actúa como laxante suave.

Previene los partos prematuros y otras complicaciones durante el embarazo, manteniendo el útero relajado. Interviene en el equilibrio hormonal disminuyendo la intensidad de los dolores premenstruales. Actúa sobre el sistema neurológico favoreciendo el sueño y la relajación. Controla la flora intestinal y protege de enfermedades cardiovasculares. Interviene en el metabolismo celular. Activa las vitaminas del complejo B y juega un importante papel en la síntesis de proteínas, lípidos, carbohidratos y otros nutrientes. Su carencia puede provocar cáncer, nerviosismo, temblor, sensación de cansancio permanente, etc.

JENGIBRE

Actúa en los procesos desintoxicantes; favoreciendo la sudoración, es un expectorante y desinfectante pulmonar, activa la digestión, laxante y alivia el tubo digestivo, aumenta la movilidad intestinal, combate la obesidad, anticoagulante natural, tiene efectos positivos sobre la artritis reumatoide, es un poderoso antioxidante, dilatador de los vasos sanguíneos, es un aliado en la lucha contra el cáncer de ovario, puesto que elimina las células cancerígenas en los ovarios o reduce la resistencia de estas células cancerígenas a los tratamientos convencionales de quimioterapia.

Recomendado contra la tos, fiebre, resfriados. Es anticoagulante, reduce el colesterol en la sangre, controla la secreción gástrica, reduce la presión arterial y estimula la actividad cardíaca, cura los espasmos y detiene los vómitos. Las raíces de jengibre recién cosechado tienen más efectos medicinales por lo que se recomiendan comprarlo fresco rallado para añadirlo a las comidas, polvorear sobre las ensaladas y sopas, también se puede mezclar con ciertos tipos de jugos naturales de frutas. La bebida del extracto del jengibre es ideal para curar catarros.

AVENA

La avena contiene calcio, magnesio, fósforo, manganeso, vitamina B1, B5, E, ácido fólico, silicio, carbohidratos y minerales como el hierro. Alta dosis de fibra proporciona un suave efecto laxante y reduce las posibilidades de afecciones cardíacas. Estimula la función digestiva y favorece la desintoxicación del organismo, tiene propiedades antioxidantes. Es excelente para los huesos y para el tejido conjuntivo.

Ideal para tener energía, es un cereal o alimento sano y favorable para los diabéticos, ya que no causa descompensaciones bruscas en la segregación de insulina. Este alimento tiene un alto contenido proteico que supera en cantidad a los demás cereales. Acompañado de una porción de leche de almendras, la avena pasa a ser un alimento completo en proteínas y muy alimenticio. Además, por sus características, es asimilado fácilmente por los intestinos sanos o enfermos.

Debido al fósforo que contiene, disminuye la dureza del agua, lo que se traduce en una acción suavizante y relajante. Al estar compuesta de lípidos y substancias absorbentes de agua, evita la deshidratación de la piel y mantiene una barrera protectora frente a las agresiones externas. Produce una acción hidratante y emoliente sobre la piel.

No engorda si se consume en pequeñas cantidades y en horas de la mañana (Demostrado científicamente). La avena por ser el único cereal con fibra de tipo soluble, es el que menos perjuicios ocasiona en este sentido. Existen muchos (médicos especialistas en obesidad) que recetan la avena para sustituir algunas comidas, con excelentes resultados.

CEBADA

Es un alimento que contiene muy poca cantidad de grasa y sodio, pero posee fibra soluble y proteínas, calcio, fósforo y potasio, manganeso, molibdeno, selenio. Es sumamente nutritiva, buena para el corazón y para los nervios. Para los niños en etapa de crecimiento y mujeres embarazadas, resulta muy saludable. Por su alto contenido de fibras previene el cáncer de colon.

La cebada es nutritiva, refrescante, diurética y depurativo, contribuye a eliminar el estreñimiento y baja el colesterol malo. Previene la osteoporosis y la falta de calcio, anemias por la capacidad antianémica de la clorofila, por su contenido en ácido fólico, hierro y cobre, que favorecen y estimulan la síntesis de hemoglobina.

También favorece la cirrosis y esteatosis hepáticas, por su contenido en colina (sustancia que se opone a los depósitos de grasa en el hígado) y en ácidos grasos esenciales. En la rigidez muscular sobre todo de hombros y espalda, debido a una acumulación de ácido láctico, sobre todo gracias al estrés. El efecto alcalinizante y remineralizante del germinado de cebada es fundamental en estos casos.

En deportistas es ideal el germinado de cebada para reponer la gran cantidad de minerales que han perdido por el sudor, la cebada por su poder alcalinizante, contrarresta los efectos de la acidosis producidos en los períodos de máximo esfuerzo muscular.

Alteraciones gástricas e intestinales, por su contenido enzimático, en clorofila, vitaminas y minerales, colabora en la digestión de los alimentos, favoreciendo su asimilación y correcta utilización por parte de las células. En procesos reumáticos (artrosis, artritis, gota, etc.) en donde existe una gran tendencia a la acidosis del organismo, la cebada tiene un gran campo de acción tanto por su poder alcalinizante como por su contenido en vitaminas y minerales. Puede usarse en guisos, reemplazando al arroz, para sopas, en croquetas, ensaladas y como cereal con leche de almendras.

FRUTOS SECOS

Las nueces, avellanas, almendras, semillas de girasol, de sésamo son una fuente de vitaminas B y E, y minerales como el magnesio, manganeso, selenio y zinc. Con una pequeña cantidad se asegura un buen aporte de antioxidantes.

PIÑA

La piña aporta enzimas que activan el metabolismo y la eliminación de grasa, facilitan la digestión y son antiinflamatorias. Contienen fibra y agua, por lo tanto tiene excelentes efectos diuréticos, ayuda a adelgazar, y previene infecciones digestivas, trastornos renales, hepáticos y biliares, insuficiencia de jugos pancreáticos, mata parásitos intestinales y lombrices.

Es fuente de azúcares *SIMPLES*, sacarosa, fructosa y glucosa, por lo que aportan bastante energía, contiene muchas vitaminas como la C, yodo, magnesio, fósforo y calcio, útiles para la tiroides y las células nerviosas. Y aportan minerales como el hierro, azufre, manganeso y potasio, que favorecen la actividad de las hormonas sexuales y ayudan a generar enzimas. También ayuda a regularizar la menstruación, tratar cólicos, para la buena circulación, elimina coágulos de sangre, diurético, elimina agua del cuerpo, tendones inflamados, dolores articulares y problemas de espalda.

PEREJIL

Dolores de la vejiga, hipertensión. Favorece la digestión, expulsa las flatulencias, abre el apetito, espasmos intestinales. Diurético para las enfermedades reumáticas y cardíacas. Mal aliento (halitosis). Evita cálculos en los riñones. Favorece la menstruación y alivia sus dolores. Alivia irritación en ojos cansados. Dolor de oídos, muelas, tendones.

ENDIVIAS

Pérdida de apetito, problemas del hígado y parásitos intestinales, diabetes del tipo II, alivia la picazón, calma dolores dentales, limpia ojos rojos, el tracto digestivo, limpia la orina, condiciones reumáticas y gota. Laxante.

PAPAYA

Digestivo, diurético, antioxidante, redactor de los niveles de bilirrubina, analgésico, relajante, anticoagulante, expulsa parásitos intestinales, reconstruye células en el hígado, los músculos y los huesos, regenera la piel y la suaviza.

SANDÍA

Previene todo tipo de cáncer, disminuye el colesterol, previene muchas enfermedades, cicatriza rápido, problemas de huesos rotos, músculos, rotura de ligamentos, ayuda a mantener niveles bajos de colesterol, reduce hipertensión, protege al aparato digestivo, ayuda a tener la piel en buen estado, a la formación de los huesos, ayuda al sistema nervioso y expulsa agua sobrante del cuerpo.

APIO O CELERY

Ayuda a la hipertensión arterial, dilata los vasos renales, calma el sistema nervioso, tiene fibra (laxante), elimina el ácido úrico y el colesterol, problemas cardiovasculares, disminuye la presión arterial y renueva las articulaciones (artrosis, artritis y reumatoide).

REMOLACHA

Anti cancerígena, previene tumores de cáncer, produce hemoglobina. Ayuda contra la anemia, leucemia, tiene propiedades rejuvenecedoras, ayuda a la piel, cabello y uñas, previene el mal humor y la depresión, ayuda a los huesos, al estreñimiento, ayuda en la retención de líquidos, y al hígado con su función depurativa, estimula al cerebro y elimina las toxinas. Quienes tienen piedras en los riñones deben ser prudentes con su utilización. Se debe comer cruda ya que al cocinarla pierde las propiedades.

ZANAHORIA

Actúa contra el cáncer de pulmón y de la boca, buena salud de la visión, impide las cataratas, ayuda al buen estado de la piel, dientes y encías, sequedad de la piel, úlceras, ayuda con los desordenes intestinales (intestinos libres de parásitos), laxante, disminuye el colesterol y previene la arteriosclerosis, elimina los parásitos. La zanahoria contiene una gran cantidad de vitaminas como la A, B, C y minerales como calcio, fósforo y potasio. Purifica la sangre, desinfecta los intestinos, sobrepeso, depresión, ayuda a expulsar parásitos intestinales.

ALCACHOFA

Protege el hígado (cirrosis, hepatitis), favorece la función biliar, colesterol, hipertensión, arteriosclerosis, antidiabético (rebaja el nivel de azúcar en la sangre). Tomar el jugo de las hojas cocidas en agua hasta reducir el agua a la mitad, diurético, ácido úrico, gota, artritis, anticanceroso, sequedad en los ojos. Tomar la infusión de dos cucharadas de hojas secas 3 veces al día antes de las comidas.

CALABACINES Y CALABAZA

Rica en betacarotenos. Inhibe el desarrollo del cáncer, contiene licopeno que reduce posibilidades de cáncer de próstata, pulmón, estómago, vejiga, cuello del útero, disminuye el colesterol, contienen vitamina C, ayudan al aparato circulatorio a prevenir la arteriosclerosis o depósitos en las arterias, previene ciertas enfermedades del corazón como infarto de miocardio o angina de pecho. Previenen la formación de cálculos renales y estreñimiento (Contienen abundante fibra), nivela el azúcar en la sangre, ayudan a estimular la producción del páncreas, reducen las inflamaciones.

PEPINO

Expulsa gusanos intestinales y las tenias (semillas machacadas), tomarlo en ayunas, bueno para bajar de peso, laxante, disminuye la mucosidad. Si se sufre de gases no consumirlo en exceso o personas mayores. Cocinar ½ kilo de pepinos, cortarlos y calentarlos (sin hervir) en medio litro de aceite de oliva y batirlo. Relaja ojos cansados, orzuelos, hinchazones y ojeras, relaja pies cansados (triturarlos en la licuadora y meter los pies en ponchera). Problemas de la piel, sobretodo pieles expuestas al sol por mucho tiempo (triturar en la licuadora y colocar sobre la piel quemada).

FRESAS

Aportan hidratos de carbono (glucosa, fructosa), fibra para el tránsito intestinal, vitamina C, ácido cítrico, desinfecta y alcalinizadora de la orina, estabiliza células sanguíneas. Contienen en menor proporción vitamina E, forman glóbulos rojos y blancos, colágeno, formación de los huesos, dientes. Equilibra el agua dentro y fuera de las células.

MANZANAS

Antiinflamatoria del aparato digestivo, acidez. Ideal para casos de colitis, diarrea, gastroenteritis. Diurético en caso de obesidad, reumatismos, riñones, cálculos e insuficiencia renal. Anticatarral (bronquios, tos), expectorantes. Anti colesterol. Adecuado para dormir tranquilo. Reduce la fiebre, salud del oído, propiedades anticancerígenas. La manzana contiene ácidos clorogénico y elágico que bloquean la aparición de cáncer, alta en fibra; actúa favoreciendo la eliminación de toxinas a través de las heces.

PERAS

Diurético, obesidad, hipertensión arterial, hidropesía, hinchazón de los tejidos, edemas, dolor de los riñones (nefritis), cálculos renales, insuficiencia renal, cistitis, próstata, analgésico, cáncer de la vejiga, expulsión del ácido úrico, gota. Contiene mucho potasio y calcio que ayuda en el proceso de la formación ósea. Frena los brotes de herpes o retarda su aparición, sistema nervioso, colitis. Consumirlas crudas para que conserven sus vitaminas.

RÁBANOS

Altos en vitamina C, formación de los huesos, nervios o tendones, para heridas de la piel, el cáncer. Bendición para el aparato digestivo (pesadez, estreñimiento, gases, colitis, diarrea). Refuerzan el hígado, fibroso, arrastra residuos intestinales. Elimina piedras o arenillas de los riñones, diurético. Olor de los pies y axilas. Cáncer de colon. Hipertiroidismo. Tomar un par de vasos de rábanos líquidos al día, ayuda a aumentar la orina y botar las piedrecitas.

BEE POLLEN- Polen de abejas

Fortalece el sistema inmunológico, nutritivo. Resistencia a las enfermedades, distribuye oxígeno a las células cerebrales. Salud de la piel, crecimiento del cabello, purifica la sangre, regula funciones intestinales, elimina líquidos del cuerpo, ayuda a la cistitis.

CONSEJOS QUE TE AYUDARÁN A VIVIR MEJOR

1. Comenzar tu día, cada día dando gracias a Dios por quien eres y no por lo que tienes.

2. Se deben hacer las 3 comidas al día; dejando varias horas de intermedio, para que el estómago tenga tiempo de hacer la digestión y descansar. No se debe comer hasta la saciedad.

3. La tiroides es una afección mayormente causada por la falta de minerales orgánicos que no se ingieren en la dieta común.

4. Cambiar el blanco por el marrón. Todas las harinas blancas por las integrales. Las harinas integrales tienen casi cuatro veces más fibra, tres veces más zinc y casi dos veces más hierro que las blancas.

5. Los vegetales cocinarlos al vapor y por poco tiempo para que no pierdan sus propiedades nutritivas.

6. Mastique los vegetales 20 a 30 veces antes de ingerirlos, esto aumenta la cantidad de células anticancerígenas liberadas en el cuerpo.

7. Usar solo sal de herbamare, kelpamare o sal de mar (en pequeñas cantidades). El exceso de sal puede llegar a producir irritaciones intestinales y sus residuos pueden contribuir a la formación de *ÁCIDO ÚRICO*.

8. Sustituir el azúcar refinado por miel de abeja, xilitol o stevia.

9. La salud no se compra en la farmacia, ella proviene de la alimentación natural. Consume sólo alimentos naturales y no los industrializados.

10. Coma colorido como el arcoiris. Si come una variedad de rojo, naranja, amarillo, verde, y blanco en frutas y vegetales, se tendrá la mejor mezcla de antioxidantes, vitaminas y minerales que existe.

11. Los vegetales y las frutas deben ser peladas y cortadas justo antes de ingerirlos, trozarlos a mano o cortarlos con cuchillos de plástico (especiales para la cocina) así los alimentos no se oxiden y conservan sus vitaminas.

12. Beber mucha agua, seis vasos diarios como mínimo.

13. Tus dientes son muy importantes ya que sin una buena masticación no hay una buena digestión. ¡Cuídalos!

14. Come bastantes semillas de girasol y de sésamo en las ensaladas y cereales, son nutrientes y antioxidantes.

15. Si entre comidas te da hambre; come nueces, te quitan las ansias de comer y reducen el riesgo de diabetes.

16. No uses desodorantes antitranspirantes; pues ellos impiden liberar las toxinas. Las toxinas son liberadas de nuestro cuerpo por diferentes zonas como las axilas, detrás de las rodillas, la zona del bikini y la piel. Si obstruimos esas zonas, las toxinas se quedarán dentro causando daños a nuestro cuerpo. El uso de desodorantes antitranspirantes puede aumentar el riesgo de cáncer en el seno. Existen en el mercado desodorantes que no son antitranspirantes.

17. Los ejercicios no solo son importantes para mantener tu figura; sino que además activan la circulación de la sangre, evita acumulación de desechos en los órganos y tonifican los músculos.

18. Tomar sol diariamente por unos 10 minutos produce vitamina C y fija los minerales en el organismo. (a tempranas horas de la mañana)

19. Los oídos se deben limpiar sólo con agua ya que los palillos con algodón obstruyen los orificios y los tapan con la cera.

20. Usa más leche de almendras y de coco; que de vaca.

21. Los alimentos refinados causan dependencia; mientras más los comemos más nos provocan, mientras que los alimentos sin procesar te harán sentir lleno por varias horas.

22. Los medicamentos recargan el organismo de químicos los cuales son difíciles de remover.

23. No le eches la culpa de las enfermedades a tus años, tus años no tienen la culpa del descuido de la salud. Una buena alimentación te hará lucir más joven y renovado.

24. Usar ollas de vidrios para cocinar los alimentos, preferiblemente de color oscuro; son los más recomendados. Los utensilios de aluminio, acero o teflón liberan sustancias tóxicas que causan enfermedades como el Alzhéimer y otros tipos.

25. Purifica tu sangre con baños de vapor o sauna alternar con agua fría cada diez minutos.

26. Se debe desintoxicar el cuerpo cada seis meses profundamente (con el proceso de desintoxicación) Y una vez al mes ingiriendo solo jugos de frutas o solo frutas por tres días o mínimo un día a la semana.

27. No tomar líquidos durante las comidas pues estos diluyen los jugos gástricos. Se deben ingerir una hora antes o una después de comer.

28. Los alimentos envasados y congelados carecen de nutrientes.

29. El estreñimiento causa más muertes que la guerra, procura hacer evacuaciones intestinales mínimo dos o tres veces diarias.

30. No mezclar las frutas y los vegetales crudos, producen fermentaciones.

31. No consumir más de 3 huevos por semana. (Orgánicos mejor)

32. Tus uñas reflejan el estado de calcio en tus huesos. Que no estén muy duras; ni muy blandas.

33. Para evitar la oxidación del organismo causada por los radicales libres; consumir naranjas, blueberries, mangostán (mangostino).

34. Para controlar los azúcares en la sangre consumir la hoja de la ortiga, el aceite de pescado, la vitamina K, las fibras, la cáscara de psilio.

35. Algunas clases de alimentos por naturales que sean pueden causar trastornos y alergias a determinadas personas según la condición física que tenga. Lo más recomendable es consultar a su médico y a un nutricionista.

36. Tomar diariamente como un suplemento, la clorofila en ayunas. La molécula de la clorofila es químicamente similar a la sangre humana excepto que el átomo central es de magnesio, mientras que la sangre es de hierro. La puedes obtener del aceite de menta, de la alfalfa, o la consigues líquida en las tiendas naturistas. La clorofila ayuda a purificar la sangre, actúa como detergente de la parte interna del cuerpo, elimina infecciones vaginales, produce alto grado de glóbulos rojos. Hacer gárgaras, para la garganta irritada.

Aumenta la energía y la resistencia, desintoxica las paredes del colon, ayuda al estreñimiento, mejora la función del corazón, actúa en el sistema vascular, en los intestinos y los pulmones, neutraliza las toxinas, aumenta la producción de la hemoglobina, reduce la presión sanguínea, proporciona hierro a la sangre, ayuda a la circulación, es muy rica en vitaminas A, C, B, calcio, hierro, magnesio, fósforo, potasio, sodio, proteínas, zinc, cobalto, tiene más proteínas que un bistec, construye células blancas sanguíneas y reduce cualquier enfermedad.

37. No olvidar consumir diariamente los alimentos que contienen enzimas para ayudar a controlar el estreñimiento y los problemas digestivos.

38. Evitar mezclar muchos alimentos a la vez. Lo mejor es comer sólo dos o tres productos distintos para no entorpecer la labor de los jugos gástricos.

39. Para ayudar a combatir los niveles de colesterol y las enfermedades del corazón, nada mejor como el aceite de oliva, los pescados (salmón), las nueces, aguacates.

40. Es importante que se realice un consumo equilibrado de proteínas (20% al 25%), carbohidratos (55% al 60%) y grasa (15% al 25%).

41. Las legumbres, las frutas y verduras con fibra, bajan el riesgo de sufrir diabetes Tipo II y proporcionan vitaminas en abundancia.

42. Los carbohidratos refinados y simples, como por ejemplo, el pan blanco y las papas, provocan grandes variaciones de los niveles de insulina y pueden estimular el hambre.

43. No evite las grasas; solo coma las correctas en cantidades correctas. Los ácidos grasos omega-6 y omega-3 que se encuentran en casi todos los pescados y algunas nueces, mantienen la sensación de saciedad y reducen verdaderamente los niveles de colesterol "malo" opte por las grasas mono- y poliinsaturadas que se encuentra en las aceitunas y las nueces, antes que las grasas saturadas que se encuentran en la carne y los lácteos.

44. La piña es eficaz para combatir el exceso de peso por retención de agua; además ayuda a separar el tejido celulítico y eliminar los depósitos de grasa. Mejor es consumirla natural, en extracto de jugo, pues al pasteurizarla para jugo o en almíbar pierde sus propiedades.

45. Recordar que hay que mantener los riñones eliminando constantemente.

46. Dormir adecuadamente es uno de los factores más importantes para tener un cuerpo y vida saludable.

47. Fumar daña no solo los pulmones, sino también los nervios y muchos otros órganos; además causa envejecimiento prematuro.

48. No colocar contenedores de plástico en el microondas, el calor fuerte hace que el plástico libere dioxina en los alimentos y por consiguiente a nuestro cuerpo, la dioxina es una toxina que produce cáncer. En su lugar se debe usar vidrio, cristal o cerámica para calentar la comida. Pero si se puede evitar el uso del microondas mejor aún.

49. No colocar botellas plásticas con agua en el congelador, ni dejarlas en el carro expuestas al calor, es preferible comprar agua embotellada en vidrio templado. El papel aluminio tampoco se debe colocar en el horno.

50. Solo la NATURALEZA sana.

"Las enfermedades no existen; solo existen enfermos"

VIVIENDO MÁS SANOS...VIVIENDO MÁS AÑOS

Cualquier anormalidad, por su esencia, es el resultado de un conflicto entre la personalidad, el cuerpo y el ser superior, y solo se elimina realmente mediante esfuerzos mentales, emocionales y espirituales. El ser humano es una obra maestra de alma y cuerpo físico formando una unidad. Esta es la explicación por la cual no es posible mejorar las condiciones del cuerpo sin considerar el estado del espíritu. Para alcanzar y realizar la salud integral se deben seguir ciertas reglas.

Debemos reemplazar gradualmente los productos que nos perjudican por sustitutos más saludables. Se deben comer a diario verduras y frutas frescas, legumbres, granos integrales, nueces y semillas en abundancia. Entre más cerca se encuentren las comidas en su estado natural, mejor serán los beneficios.

Todo transgresor debe pagar con su propio cuerpo la penalidad por cada ofensa cometida contra él. El hombre debe recapacitar y pensar que en un cuerpo y mente sanos jamás podrá existir la idea de la violencia. Recuerde que las enfermedades no vienen sin causa, provienen de la intransigencia del mal comer y de la herencia de nuestros padres; algunas personas ya comienzan sus vidas con órganos predispuestos y cuando este es el caso, cualquier tipo de abuso aumenta el problema. La salud es la gratificación a la obediencia de las leyes de Dios. La recompensa de mañana será un organismo puro, saludable y lleno de vitalidad.

Nuestro organismo puede soportar los abusos por mucho tiempo, pero tarde o temprano despierta y realiza un gran esfuerzo para liberarse de los desechos y el veneno al cual ha estado sometido por largo tiempo, y es ahí donde empiezan todas las anormalidades. Es claro que el ser humano le cuesta aprender los principios de la alimentación natural, solo vive para los placeres de la gastronomía mundial, sin darle importancia a lo perjudicial que puede ser. Debemos tener dominio del apetito desenfrenado.

Todas las tentaciones provienen de Satanás, quien hace su trabajo por desviarnos de los caminos del bien. No dejes que le domine, que le arrastre, derrótalo y así vencerás todas tus pasiones. "El Hijo honra al Padre y el siervo a su señor" que tu única pasión sea tu creador quien merece todo honor y toda honra, quien te dio libre albedrío para que pudieras discernir por ti mismo el camino que desees tomar. Así como Adán y Eva vivieron en el Edén y se hicieron pecadores por complacer el apetito; así mismo podríamos nosotros, perder la oportunidad de recuperar el Edén prometido que nos dará la salvación y la vida eterna. El tiempo final para dar cuentas a nuestro creador está muy cerca, debemos estar preparados y empezar por cambiar nuestros malos hábitos alimenticios y cuidar nuestro cuerpo (templo del señor).

Recuerda que la recompensa será grandiosa e ilimitable. Nuestra vida en la tierra es temporal y corta, pero la vida de la salvación; es eterna, un nuevo paraíso nos espera. Busquemos primero la salud; pues sin ella no se puede disfrutar de nada. El cuerpo es un sistema para tratar coherentemente y los resultados son el anhelo del ser.

**"La mayor ganancia de la vida, la Salud....
La mayor pérdida, la Enfermedad"**

CAPÍTULO V

RECETAS SALUDABLES PARA VEGETARIANOS Y NO VEGETARIANOS

JUGOS DEPURATIVOS

Las frutas y verduras pueden lograr una depuración natural y a fondo del organismo, al tiempo que proveen todas sus cualidades depurativas, previenen enfermedades y refuerzan las defensas. De ahí la importancia de incluir las frutas y verduras en nuestra alimentación diaria, así, se incrementa el aporte de fibra y se favorece el proceso de limpieza del cuerpo. La fresa y la piña son algunas de las frutas más depurativas. Las fresas: diuréticas y astringentes, reducen inflamación estomacal, remineralizan y previenen cáncer. La piña: mejora digestiones pesadas, purifica el aparato digestivo, elimina bacterias causantes de impurezas intestinales, es gran aporte en fibra y diurética.

Existen variedades de jugos que ayudan a depurar nuestro organismo de toxinas. Podemos tomarlos como desayuno y merienda o tomarlos durante todo el día (sin comer nada más) haciendo un ayuno o jugo dieta. Este jugo dieta de dos o tres día desintoxica nuestro organismo y nos hará perder peso, pero solo se puede hacer dos o tres días para que no nos falten nutrientes como las proteínas o los ácidos grasos.

Cada fruta y vegetal trae su propio complemento de minerales, vitaminas, y enzimas. Siempre hemos de elegir frutas bien frescas y de ser posible ecológicas, orgánicas. Los jugos deben de prepararse al momento de consumirlos, si queremos aprovechar todos sus beneficios.

Se debe ingerir jugos de frutas todos los días alternando unos por otros.

JUGO DE PIÑA CON TORONJA

Ingredientes

- 2 rodajas de piña.
- 1 toronja grande.
- ½ vaso de agua mineral.

Preparación

Lavar bien las toronjas y exprimirlas. Pelar la piña y cortarla en rebanadas. Licuar 2 rebanadas de piña, colarla y agregarle el jugo de toronja. Incorporar el agua mineral.

JUGO DESINTOXICANTE

Ingredientes

- Varias rodajas de piña.
- 1 trozo de raíz de jengibre.
- Miel al gusto.
- 1 taza de agua.

Preparación

Lavar la piña, cortarla, quitarle el corazón. Licuarla con una taza de agua filtrada y colarla. Agregar el jengibre y la miel al gusto. Tomarla en ayunas, por unos 7 días y cada vez que le apetezca.

JUGO DE ZANAHORIAS, MANZANAS Y ESPINACAS

Jugo concentrado de fibra, vitaminas y minerales.

Ingredientes

- 3 zanahorias.
- 2 manzanas.
- 4 hojas de espinacas.

Preparación

Lavar las frutas y verduras perfectamente, cortar las manzanas y las zanahorias, colocar en el extractor todos los ingredientes. No agregar agua. Tomar durante 15 días por las mañanas.

JUGO DE PAPAYA, SANDÍA Y BANANA

Ingredientes

- ½ taza de papaya picada, sin cáscara ni semillas.
- 2 rebanadas de sandía picada, sin cáscara ni semillas.
- 1 banana picada, sin cáscara.
- 1 ½ taza de agua.

Preparación

Lavar bien las frutas y desinfectarlas. Extraer el jugo de papaya Licuar con el resto de los ingredientes. Colarlos y beber de inmediato. Tomar un vaso por las mañanas o por las tardes.

La papaya mejora la digestión, es laxante, astringente, elimina parásitos, protege el corazón y el hígado, ayuda a quemar grasa, mejora digestiones pesadas, purifica el tubo digestivo, es rica en fibra y diurética, la cual ayudará a incrementar la fibra y favorecer el proceso de limpieza del organismo.

JUGO DE PIÑA, TORONJA Y MANZANA (Proporciona Vitamina C)

Ingredientes

- 1 rebanada de piña.
- 1 manzana grande.
- 2 toronjas.

Preparación

Lavar y desinfectar las frutas. Cortar la toronja y exprimir su jugo. Pasar por el extractor la manzana y la piña, en trozos. Mezclar con el jugo de toronja.

Propiedades de la Toronja:

Es antioxidante y nos proporciona un alto nivel de vitamina C para nuestro organismo. La toronja es rica en calcio, ayuda a eliminar y disolver cálculos biliares y es útil también para el hígado.

Propiedades de la Piña:

Es laxante, rica en calcio, diurética, estimulante del riñón, antiinflamatorio, es eficaz para el estreñimiento, catarro, gota, reumatismo y evita el cáncer.

JUGO DE ZANAHORIA, PEREJIL Y BERROS

Ingredientes

- 1 taza de jugo de zanahoria (el zumo, sin agua)
- 3 cucharadas de perejil picado.
- 1 manojo de berros picados.
- ¼ de taza de jugo de limón.

Preparación

Mezcle todos los ingredientes en la licuadora. Colar y beber de inmediato.

Tomar un vaso por las mañanas. (1 vez por semana).

JUGO DE PIÑA, APIO, TORONJA, NOPAL Y MIEL

Ingredientes

- 2 rebanadas de Piña.
- 2 toronjas.
- 2 tallos de Apio.
- ½ nopal.
- 1 cucharada de miel.

Preparación

Lavar y desinfectar las frutas y verduras. Extraer el jugo de las toronjas, extraer el jugo de la piña, el apio y el nopal, en el extractor de jugos. Agregar la toronja y la cucharada de miel. Mezclar todo y beber de inmediato. Por 7 días, en ayuno.

Este jugo es rico en fibra, es depurativo, diurético, ayuda a eliminar grasa y toxinas, mejora el metabolismo de las proteínas, evita la aparición de la celulitis, y combate también el dolor reumático y artrítico.

JUGO DE FRESA, DURAZNO, PIÑA Y PEPINO

Ingredientes

- 1 vaso de jugo de fresa natural.
- 1 vaso de jugo de piña natural.
- 1 pepino picado sin cáscara.
- ½ durazno picado.

Preparación

Extraer el jugo de pepino en el extractor de jugos. Licuar el resto de los ingredientes. Colar y beber de inmediato. Es diurético, depurativo, astringente, mineralizante y reconstituyente. Alivia la inflamación intestinal, elimina toxinas, es antirreumático, combate ácido úrico, gota y artritis, disminuye nivel de colesterol en la sangre y previene cáncer.

JUGO DE ZANAHORIA Y ESPINACAS

Ingredientes

- Zanahorias, la necesaria para hacer 6 oz.
- Hojas de espinacas, la necesaria para lograr 2 oz.

Preparación

Lavar y desinfectar las zanahorias y las espinacas. Colocar las hojas de las espinacas en el extracto. Empujar con las zanahorias hasta que se extraiga el jugo de las espinacas. Tomar un vaso por la mañana durante 15 días.

JUGO DE TORONJA Y SANDÍA

Ingredientes

- 1 taza de jugo de toronja.
- ½ taza de sandía picada, sin cáscara ni semillas.

Preparación

Lavar las frutas y cortarlas. Extraer el jugo de toronja. Colocar todos los ingredientes en la licuadora, junto con el jugo de toronja. Colar y tomar de inmediato.

Este jugo, además de calmar la sed, es depurativo, produce sensación de saciedad, ayuda a evitar el comer de más. Es muy indicado en dietas de adelgazamiento.

JUGO DE PIÑA, MELÓN Y GUAYABA

Ingredientes

- 2 guayabas picadas.
- 1 taza de piña picada, sin cáscara.
- 1 rebanada gruesa de melón, sin cáscara.
- ½ taza de agua natural.

Preparación

Lavar y picar las frutas. Extraer el jugo de piña y melón. Licuar con el resto de los ingredientes. Tomar sin colar.

Este jugo tiene una buena cantidad de fibra y vitamina C que acelera la digestión de las proteínas y las grasas. Ayuda a perder peso.

JUGO DE HORTALIZAS

Ingredientes

- Varias zanahorias sin cáscara.
- 3 tallos de apio.
- 3 hojas de lechuga limpia.
- 2 tomates picados.
- 1 pepino sin cáscara.
- 1 diente de ajo picado.

Preparación

Lavar bien todos los ingredientes. Colocarlos en el extractor de jugos con excepción del ajo.

Licuar el jugo obtenido con el ajo. Servir y tomar de inmediato. Beber 1 vaso por las mañanas, 3 veces a la semana.

Este jugo ayuda a desinflamar el vientre, desintoxica y elimina desperdicios acumulados en los intestinos. Resulta indicado en casos de obesidad y retención de líquidos.

JUGO DE NOPAL Y TORONJAS

Ingredientes

- 3 toronjas.
- 1 nopal pequeño sin espinas y picado.
- 1 cucharada de miel.

Preparación

Lavar y picar los ingredientes. Extraer el jugo de las toronjas. Licuar los ingredientes hasta obtener una mezcla homogénea. Beber de inmediato. 1 vaso diario en ayunas durante 1 mes. Este jugo inhibe el hambre, es diurético y promueve la expulsión de desechos.

JUGO DE VEGETALES

Ingredientes

- ¼ de col verde.
- 4 ramos de brócoli.
- 1 taza de espinacas.
- 1 ramo de apio celery.
- 1 ramo de perejil.
- 1 cucharadita de alga espirulina.

Preparación

Lavar y desinfectar las verduras. Pasarlas por el extractor de jugos, agregar el alga espirulina y tomar enseguida. Beber 1 vaso en las mañanas, 3 veces a la semana.

Jugo rico en antioxidantes, ayuda a retrasar los efectos del envejecimiento.

JUGO DE FRESAS, NARANJA, PEREJIL Y MIEL

Ingredientes

- 1 taza de fresas.
- 1 ramito de perejil.
- El jugo de 1 naranja.
- Miel al gusto.

Preparación

Extraer el jugo de la naranja y licuar con el resto de los ingredientes, colar. Tomar 1 vaso por las mañanas, 3 veces a la semana durante 1 mes.

SALSAS NATURALES

SALSA MARINARA (La marinara es una salsa muy básica de tomate sin carne)

Ingredientes

- 6 cucharadas de aceite de oliva extra virgen (presionado al frío)
- 4 dientes de ajo bien picados.
- 500 gramos de tomate licuados.
- 3 cucharadas de perejil bien picado.
- 6 hojas de albahaca bien picada.
- 2 cucharadas de hojitas de orégano bien picado.
- Azafrán, para dar color.
- Aceite de oliva.
- 2 pizcas de sal herbamare.
- 1 pizca de cayena.

Preparación

Colocar en una olla aceite de oliva a fuego mediano y añadir el ajo y la albahaca. Antes de que el ajo empiece a colorearse, añadir el tomate. Cocinar por 25 minutos o hasta que se espese la salsa de tomate. Mover frecuentemente.

Dejar destapada la olla para que la salsa tome la consistencia correcta. Para evitar que salpique, levante la tapa de manera parcial.

Cuando la salsa haya alcanzado una consistencia un tanto espesa, agregar el perejil, el orégano, la sal, la cayena al gusto y la mantequilla. Apagar el fuego.

SALSA CÉSAR

Ingredientes

- 2/3 taza de tofu.
- 2 cucharas de sopa de miso.
- 1 cucharada de miel.
- 1 cucharada de mostaza.
- ¼ cucharadita de salsa inglesa vegetariana.
- ¼ taza de agua.
- ¼ taza de jugo de limón.
- 1 diente de ajo.
- Cayena molida, al gusto.
- Sal de herbamare al gusto.

Preparación

Ponga todos los ingredientes en una licuadora y licuar hasta que quede suave. Cubra y refrigere hasta que esté listo para servir.

SALSA TAHINI

Ingredientes

- ½ taza de tahini.
- ½ taza de miso blanco.
- ½ jugo de un limón.
- ¾ tazas de agua tibia.
- 1 diente de ajo picado.

Preparación

Mezclar el tahini y el miso juntos, hasta que adquiera una textura cremosa. Agregar gradualmente el agua tibia hasta que adquiera la consistencia deseada. Agregar el jugo de limón y el ajo picado. Dejar reposar en un recipiente antes de servir.

ADEREZO DE AGUACATE

Ingredientes

- 2 cucharadas de jugo de limón.
- 1 taza de aguacate en puré.
- ¼ taza de crema de leche de soja.
- 2 dientes de ajo.
- 1 cucharada de cebollín picados.
- ½ cucharadita de sal de herbamare.
- Cayena al gusto.

Preparación

Bata en la licuadora el aguacate, el jugo de limón, hasta que la mezcla suavice. Coloque en un recipiente e incorpore mezclando bien los cebollines, y los demás ingredientes. Sazone al gusto con sal y cayena.

SALSA BACI

Ingredientes

- 2 cucharaditas de pimentón dulce en polvo (paprika)
- ¾ taza de aceite de oliva extra virgen.
- 1 huevo orgánico.
- ¼ taza de jugo de limón.
- 3 cucharadas de maicena.
- 1 cucharada de azúcar morena.
- 1 taza de agua fría.
- Sal herbamare al gusto.
- 1 pizca de cayena.

Preparación

Mezcle todos los ingredientes sin batir, con excepción de la maicena y el agua. Mezcle la maicena con el agua fría y bata hasta disolver. Cocine sobre fuego suave, removiendo constantemente, hasta que hierva. Retire del fuego y continúe batiendo unos tres minutos más. Vierta la preparación aún caliente sobre los otros ingredientes y bata vigorosamente con movimiento rotativo hasta lograr una mezcla suave.

SALSA DE PEPINOS

Ingredientes

- ¾ taza de pepino rallado.
- 2 cucharadas de jugo de limón.
- 1 taza de crema de batir o nata de soja.
- 1 pizca de cayena.
- ½ cucharadita de sal herbamare.

Preparación

Vierta poco a poco el jugo de limón en la crema ya batida. Incorpore los pepinos y la sazón. Mezcle bien todos los ingredientes.

SALSA DE LIMÓN

Ingredientes

- ½ taza de aceite de oliva.
- ½ taza de jugo de limón.
- 1 ramo de perejil.
- 3 dientes de ajo.

- 1 cucharadas de miel
- Sal herbamare al gusto.
- Cayena molida al gusto.

Preparación

Mezcle todos los ingredientes en la licuadora. Colocarlos en frasco de vidrio. Batir bien antes de usar.

SALSA DE CHAMPIÑONES

Ingredientes

- 400 gramos de champiñones.
- 100 gramos de mantequilla ghee.
- Jugo de limón.
- Sal de herbamare al gusto.
- Cayena al gusto.

Preparación

Lave bien y corte los champiñones. Cocine a fuego lento junto con la mantequilla. Agregue el jugo de limón al gusto, sazone y cocine unos minutos más hasta que estén blandos.

MAYONESA CASERA

Ingredientes

- 3 yemas de huevos orgánicos.
- ½ cucharadita de paprika (pimentón molido)
- 2 cucharadas jugo de limón.
- 1 ¼ taza de aceite de oliva.
- 1 cucharadita de azúcar morena.

- Sal herbamare al gusto.
- 1 pizca de cayena.

Preparación

Batir las yemas en la licuadora e incorporar el herbamare, la paprika, el jugo de limón y la cayena hasta que todos los ingredientes se unan muy bien. Continúe batiendo y agregue muy lentamente el aceite con un chorro muy fino y preferiblemente por el centro del vaso de la licuadora, hasta que el aceite se haya incorporado totalmente y la salsa tenga cuerpo. Guarde en recipiente tapado y refrigere hasta el momento de servir.

MAYONESA VERDE

Ingredientes

- 1 atado de berros.
- 4 ramas de perejil.
- 1 taza de mayonesa casera.

Preparación

Lave los berros, el perejil y escurra. Picar bien menudo y mezclar bien con la mayonesa.

SALSA BÁSICA

Ingredientes

- 2 zanahorias medianas cortadas en dados.
- 1 cebolla mediana picada.
- 2 ramas de perejil.

- 1 pizca de tomillo.
- 1 hoja pequeña de laurel.
- 3 cucharadas de harina leudante.
- 1 taza de vino blanco.
- 1 ½ taza de consomé de vegetales.
- 1 cucharada de pasta de tomate.
- 2 cucharadas de mantequilla ghee.
- Sal herbamare al gusto.
- 1 pizca de cayena.

Preparación

En un sartén pequeño derrita la mantequilla. Añada las zanahorias, las cebollas, el perejil, el tomillo y la hoja de laurel. Cocine sobre fuego bajo, removiendo constantemente, hasta que los vegetales estén dorados. Incorpore la harina, cocine hasta que tome un color marrón claro y agregue el vino, el consomé, la pasta de tomate, la sal y la cayena. Dejarla hervir, tapar y cocinar a fuego lento durante 30 minutos. Licuar todo los ingredientes y refrigerar.

SALSA DE ALCAPARRAS

Ingredientes

- 1 cucharada de harina leudante.
- ¼ litro de agua.
- 3 cucharadas de alcaparras.
- 70 gramos de mantequilla ghee.
- Sal herbamare al gusto.
- Cayena al gusto.

Preparación

Coloque la mantequilla en una cacerola, derrita a fuego muy suave y agregue enseguida la harina.

Mezcle bien y cocine unos momentos sin que se dore; agregue el agua hirviendo moviéndola rápidamente para que no se formen grumos. Deje hervir 5 minutos a fuego muy suave. Si espesa mucho se le añade más agua.

Sazone con sal, cayena y alcaparras, removiendo siempre para unir la mantequilla a la salsa. Servir.

SALSA VERDE

Ingredientes

- 3 rábanos.
- 4 pepinillos.
- 1 taza de mayonesa casera.
- 3 cucharadas de crema de leche de soja o de su preferencia.
- Jugo de limón.
- 2 dientes de ajo.
- 2 cucharadas de alcaparras.
- Perejil picado menudo.
- 6 cucharadas de aceite de oliva.
- Espinacas.
- Cilantro picado.
- Sal herbamare al gusto.

Preparación

Lave los rábanos y corte en trozos finos. Corte los Pepiníllos en cubos pequeños. Aparte mezcle la mayonesa con la crema de leche e incorpore el jugo de limón. Agregue todos los demás ingredientes.

SALSA DE MENTA

Ingredientes

- 15 hojas de menta.
- 3 cucharadas de harina leudante.
- 1 vaso de vino blanco.
- 2 cucharadas de limón.
- 50 gramos de mantequilla ghee.
- ½ cucharadita de paprika.

Preparación

Derrita la mantequilla en un sartén y ponga a tostar las hojas de menta ya limpias y desmenuzadas. Incorpore la harina y disuelva bien de forma que no queden grumos. Vierta el vino, el limón y la paprika. Remueva, cocine hasta que se despegue del fondo y sirva bien caliente.

SALSA DE HIERBAS

Ingredientes

- Espinacas.
- Berros.
- Perejil.
- Cebollines.
- 2 dientes de ajo.
- Mayonesa casera.
- Jugo de limón.
- Sal herbamare.

Preparación

Lavar las hojas de las hierbas y trocearlas finamente. Mezcle las hierbas con la mayonesa. Incorpore el jugo de limón, ajo y sal al gusto.

SALSA DE ACEITUNAS

Ingredientes

- 50 gramos de mantequilla ghee.
- 2 cucharadas de cebolla picada.
- 1 cucharada de harina o maicena.
- ½ taza de caldo de vegetales.
- Perejil.
- ½ taza de vino blanco.
- ¼ Kg. de aceitunas.
- Sal herbamare al gusto.
- Cayena al gusto.

Preparación

Ponga en una cacerola al fuego la mitad de la mantequilla y la cebolla pelada y picada finamente. Cocine un poco y agregue la harina. Cuando esté dorada añada el caldo y deje hervir unos minutos. Incorpore una rama de perejil, el vino y las aceitunas, dejando que se cocine por 3 minutos más. Retire del fuego, añada la otra mitad de la mantequilla y condimente al gusto.

SALSA DE ESPINACAS

Ingredientes

- 225 gramos de espinaca cruda.
- 1 pimentón verde en cuadros.
- 2 cucharadas de cebolla picada.
- 4 cucharadas de aceite de oliva.
- 1 cucharadita de limón.
- Sal herbamare al gusto.

Preparación: Limpie y corte la espinaca y vierta en la licuadora. Añada el pimentón verde y la cebolla picada. Licuar todo hasta que esté a punto de puré. Añada lentamente el aceite de oliva, batiendo sin parar. Incorpore la sal y el limón.

SALSA DE ALMENDRAS Y AVELLANAS

Ingredientes

- Almendras.
- Avellanas.
- 2 huevos orgánicos duros.
- 1 cucharón de caldo de vegetales.
- Sal herbamare al gusto.

Preparación

Tome un puñadito de almendras y unas cuantas avellanas tostadas. Quite la piel y machaque en un mortero con las yemas de huevo. Añada el caldo y pase por un colador fino. Cocine durante diez minutos y coloque sal herbamare al gusto.

SALSA DE HORTALIZAS

Ingredientes

- 1 remolacha.
- 1 zanahoria.
- 1 tomate maduro.
- 1 diente de ajo.
- Miga de pan integral.
- 1 cucharadita de limón.
- 1 cucharadita de pimentón.
- 1 taza de aceite de oliva.
- ½ taza de agua.
- 1 cucharadita de harina leudante.
- Sal herbamare al gusto.
- Cayena al gusto.

Preparación

Hierva la remolacha, la zanahoria y el tomate maduro, sin piel ni semillas. Retire del fuego, escurra bien. En un mortero machaque el ajo, un poco de miga de pan, el limón y el pimentón. Licuar todos los ingredientes y agregar el aceite poco a poco. Licuar hasta obtener el espesor deseado. Ponga en una cacerola y añada el agua y la harina. Cocine unos minutos. Sazone con sal y cayena.

SALSA ITALIANA PARA PASTAS

Ingredientes

- 50 gramos de mantequilla ghee.
- 2 Kg. de cebolla.
- 1 trozo de apio España.
- Sal herbamare al gusto.
- Cayena al gusto.

Preparación

Poner la mantequilla en un sartén hondo. Sofríe la cebolla picada en trozos pequeños y el apio. Cuando la cebolla esté de un tono casi dorado, Cocine todo junto en 1 ½ de agua, por unas 2 horas a fuego muy suave. Después de cocinar por bastante tiempo, probar si ya ha perdido un poco el sabor a cebolla, dejar enfriar y licuar. Agregar la sal y la cayena al gusto. Sirva caliente sobre cualquier tipo de pasta.

SALSA PESTO

Ingredientes

- 5 dientes de ajo.
- Un puñado de hojas de albahaca.
- ½ taza de aceite de oliva.
- 1 manojo de nueces de Brasil.
- Jugo de un limón.
- Sal herbamare y cayena al gusto.

Preparación

Pelar y cortar el ajo. Cortar las hojas de albahaca. Poner todo en la licuadora, el jugo de limón, las nueces, el ajo, las espinacas, la cayena y la sal al gusto. Añadir el aceite de oliva poco a poco por el centro de la licuadora para unir los ingredientes. Licuar hasta formar una pasta verde.

APERITIVOS/ACOMPAÑANTES

BERENJENA AL GRATÉN

Ingredientes

- 2 berenjenas grandes.
- 1 cebolla.
- Jamón de pavo.
- Queso rallado.
- Leche de almendras.
- Harina leudante.
- Nuez moscada.
- Sal de mar.
- Cayena.

Preparación

Poner las berenjenas en agua con sal por una hora. Lavar, secar y reservar. Sofreír la cebolla en el aceite, cuando esté doradita añadir las berenjenas cortadas en cuadritos pequeños, el jamón de pavo. Hacer una salsa de bechamel para la cobertura. Repartirlo en cazuelas individuales y poner encima la bechamel con un poco de queso rallado y gratinar.

BERENJENAS Y CHAMPIÑONES EN SALSA

Ingredientes

- 12 champiñones.
- 3 berenjenas grandes.
- 6 tomates cortados en cubitos.
- Aceite de oliva extra virgen.
- Mantequilla ghee.

- Sal de Herbamare al gusto.
- Cayena.

Preparación

Cortar las berenjenas a lo largo en finas rebanadas. Condimentarlas con la sal de herbamare o sal de mar y aceite de oliva. Colocarlas a la parilla y dorarlas por ambos lados. Hacer con ellas rollitos y colocarlas en una fuente honda para horno. En una sartén, colocar la mantequilla ghee y dejar que se caliente, filetea los champiñones y saltearlos, cuando ya estén bien salteados agregar los tomates en cubitos y dejar que se cocine por 15 minutos. Apagar el fuego y colocar la sal y cayena al gusto.

Colocar muy despacio el contenido de la sartén, en la fuente para el horno con las berenjenas, hornear a 350 grados por 20 minutos y servir.

MILANESAS DE BERENJENA

Ingredientes

- 100 gramos de pan rallado integral.
- 2 berenjenas grandes.
- 4 huevos.
- Aceite de oliva extra virgen, presionado al frío.
- Perejil al gusto.
- Sal herbamare al gusto.

Preparación

Pelamos y cortamos la berenjena en rodajas, En un tazón colocamos los huevos, el perejil y la sal, batimos bien. Pasamos las rodajas de berenjena por el huevo batido y luego por el pan rallado. En un sartén calentamos aceite y freímos las rodajas. Se puede usar aceite de semillas de uvas o aceite de coco que son más saludables.

BOCADILLOS DE ESPINACA

Ingredientes

- 1 manojo grande de espinacas.
- Mantequilla vegetal.
- 1 cucharada de aceite de oliva extra virgen.
- 2 tazas de cebolla cortada en rodajas finas.
- ½ kg. de champiñones, cortado en rodajas finas.
- 6 huevos orgánicos.
- 1 taza de leche de almendras.
- 1 cucharadita de nuez moscada.
- 1½ taza de queso suizo rallado
- Sal herbamare.
- Cayena al gusto.

Preparación

Precaliente el horno a 300° C. y engrase un molde con mantequilla. Calentar el aceite en un sartén grande a fuego medio. Agregar la cebolla y sofreír hasta que estén doradas.

Añadir los champiñones y cocinar hasta que el líquido es absorbido, unos 15 minutos, deje enfriar y agréguele la sal al gusto.

En un tazón grande, batir los huevos, la leche, la nuez moscada, la sal y la cayena, Agregue el queso, la cebolla, los champiñones y las espinacas y mezclar bien.

Trasladar todos los ingredientes al molde engrasado y hornear hasta que cuaje en el centro más o menos unos 45 minutos. Dejar enfriar, cortar en cuadros y servir.

PASTEL DE COLIFLOR

Ingredientes

- 1 coliflor grande.
- 2 cebollas medianas.
- 4 tazas de leche de almendras bien espesa.
- Aceite de oliva.
- Queso parmesano.
- Orégano molido.
- Mantequilla ghee.
- Sal de mar.

Preparación

En una olla grande colocar el coliflor y hervir hasta que esté blando, escurrir y con un tenedor triturar hasta convertirlos en un puré, agregar sal de mar al gusto y colocarlo en una refractaria.

En un sartén con aceite de oliva sofreír la cebolla previamente picada en cubitos, dejarla hasta que esté casi dorada y colocarla en un tazón grande junto con el coliflor, la leche de almendras, la sal y el orégano.

Revolver bien todos estos ingredientes, extenderlos bien y pasarlos a una refractaria, espolvorear con queso parmesano.

Colocarlo al horno a una temperatura de 350° C. hasta que el queso esté dorado (gratinado). Sacarlo del horno y colocar por arriba la mantequilla ghee bien distribuida. Servir.

TORTILLA DE VEGETALES

Ingredientes

- Legumbres (vainitas)
- Guisantes (petit pois)
- 1 manojo de brócoli picado pequeño.
- 1 zanahoria en cubos pequeños.
- 2 ó 3 Papas cortadas en cubos pequeños.
- 4 huevos orgánicos.
- 2 cucharadas de harina leudante.
- Aceite de oliva extra virgen. Presionado al frío.
- Kelp granulado.
- Coriander al gusto.
- Semillas de girasol trituradas.

Preparación

Pelar los vegetales, lavarlos y cortarlos en cubos. En un sartén, con aceite de oliva sofreír los guisantes, las legumbres, la zanahoria, las papas y el brócoli, hasta que estén blandos.

En un tazón aparte batir bien los huevos y agregar los vegetales ya cocidos. Agregar la harina de trigo, el kelp granulado, el coriander y las semillas de girasol y juntar bien todos estos ingredientes. En una refractaria untada con aceite o mantequilla colocar toda esta mezcla y hornear a 350° C. hasta que la mezcla esté compacta. Servir.

PASTEL DE BRÓCOLI

Ingredientes

- 2 ramos grandes de brócoli.
- 3 huevos orgánicos.

- Queso ricota o requesón.
- Queso parmesano.
- 4 cucharadas de harina leudante.
- 2 cucharadas de mantequilla ghee.
- 1 taza de leche de coco espesa.
- Cayena molida.
- Coriander.
- Sal de mar.

Preparación

Se lava bien el brócoli y se corta en trozos pequeños, se coloca a hervir durante 15 minutos, se pica bien la flor del brócoli y el tallo se ralla. Se añaden todos los ingredientes junto con la harina y media taza de leche de coco.

Se mezclan muy bien hasta obtener una masa espesa, luego se traslada la mitad de esta masa a una refractaria y se cubre bien con el queso ricota. Se vierte la otra mitad de la masa encima del queso y se cubre con el queso restante.

Se rocía la otra mitad de la leche de coco y se espolvorea con un poco de queso parmesano. Se coloca al horno previamente caliente a unos 300° C. por 15 minutos hasta que se gratine.

BERENJENAS A LA PARMESANA

Ingredientes

- 1 berenjena grande.
- Pan rallado integral.
- 2 huevos.
- 7 tomates pelados.
- 1 cucharadita de perejil molido.
- 1 cucharadita de orégano molido.

- ½ cebolla.
- 3 dientes de ajo.
- 1 pimentón rojo.
- 200 gramos de queso mozzarella rallado.
- 100 gramos de queso parmesano rallado.
- Aceite de oliva extra virgen.
- Sal de mar.
- Cayena molida al gusto.

Preparación

En un recipiente batir los huevos, en otro recipiente plano colocar el pan rallado. Pelar la berenjena y rebanar en pedazos grandes, pasar cada pedazo de berenjena por huevo y luego pasarlo por el pan rallado hasta que se cubra bien con el pan y freírlas. En un sartén sofreír los ajos, la cebolla y los pimientos previamente picados y juntos con el orégano y el perejil, cuando la cebolla esté blanda colocar los tomates pelados cortados en pedazos grandes.

Cocinar a fuego alto por 4 minutos y luego bajar el fuego dejándolo cocinar por 15 minutos más. Si la salsa se seca agregar un poco de agua. Sazonar con la sal y la cayena al gusto. Colocar las berenjenas en un molde refractario, cubrir con la salsa por arriba y cubrir con el queso mozzarella rallado. Hornear a fuego alto hasta que el queso se gratine. Servir y en polvorear con el queso parmesano.

CROQUETAS DE ZANAHORIA

Ingredientes

- ½ kg. de zanahorias.
- 2 cebollas de tamaño medio.
- 50 gramos de queso parmesano.
- Leche de almendras.

- Harina leudante.
- Aceite de oliva.
- Cayena al gusto.
- Sal de herbamare o kelp granulado.

Preparación

Pelamos las zanahorias, las cebolla y las rayamos. Colocamos las zanahorias y las cebollas en la leche de almendras y le agregamos la harina. Agregamos el queso, la sal y la cayena. Con la pasta que se forma hacemos bolas pequeñitas y las ponemos a freír en un sartén con aceite.

BUÑUELOS DE ZANAHORIA

Ingredientes

- 300 gramos de zanahoria.
- 2 dientes de ajo.
- Cilantro fresco.
- Hojas de menta.
- Coriander molido al gusto.
- 3 cucharaditas de harina de garbanzo.
- 10 cucharadas de agua.
- 2 cucharadas de harina leudante.

Preparación

Cortamos por rayamos. En un sartén con aceite de oliva salteamos el ajo bien picadito, un manojo grande de cilantro, 3 hojas de hierbabuena, y el coriandro molido. Añadimos la zanahoria y dejamos que se mezclen bien los sabores.

Mezclamos el agua y la harina de garbanzo y le añadimos 2 cucharadas de harina de trigo para que quede una pasta.

Incorporamos la mezcla de zanahoria y hacemos bolitas. Ponemos los buñuelos en una bandeja engrasada con mantequilla. Colocamos al horno previamente precalentado a 200° C. Por unos 15 minutos.

CROQUETAS DE PAPAS

Ingredientes

- 1 papa.
- 4 espárragos verdes.
- 5 champiñones.
- Aceite de oliva.
- Caldo de vegetales.
- 2 dientes de ajo.
- 1 cebolla picada.
- Pan rallado.
- Salsa de soja ligera, baja en sodio.
- Harina leudante.

Preparación

Cortamos la papa en rodajas finas como si fuera para una tortilla, pelamos los champiñones y los cortamos en rodajas finas, cortamos los espárragos en trozos. Colocamos en un sartén aceite de oliva y colocamos el ajo y la cebolla picada, cuando la cebolla esté blanda echamos la papa, los champiñones y los espárragos.

Salteamos unos minutos a fuego medio. Cubrimos con caldo vegetal y lo dejamos a fuego medio hasta que la papa esté blanda. Escurrimos el caldo si ha sobrado, licuamos todos los ingredientes. Le agregamos un poco más de pan rallado si queremos lograr más consistencia. Colocamos el pan rallado en una bandeja.

En un plato mezclamos un poco de agua, un chorrito de salsa de soja y harina hasta que quede una textura un poco espesa. Damos forma redonda u ovalada a la masa que trituramos y la pasamos por esta mezcla y luego por el pan rallado. Freír hasta que esté dorado.

CROQUETAS DE ESPINACAS

Ingredientes

- 400 gramos de espinacas.
- 300 ml de bechamel espesa.
- 3 peras.
- Pan rallado integral.
- Harina de garbanzos.
- Aceite de semillas de uva.
- Cayena.
- Sal de herbamare.

Preparación

Limpiar las espinacas, hervirlas en agua hasta que estén blandas. Escurrir bien y reservar. Pelar las peras y hervir unos 2 a 3 minutos.

Sofreír en un sartén con unas gotitas de aceite, la pera cocida y machacada con un tenedor, y las espinacas, y sofreír unos minutos. Añadir la sal de herbamare y espolvorear un poco de cayena al gusto.

Agregar la bechamel a las espinacas y mezclar bien. Dejarlo enfriar, y luego formar las croquetas. Tener preparado la mezcla de harina de garbanzos, disuelta en agua, batida hasta tener una textura de huevos batidos.

Tomar porciones del tamaño de una croqueta y dales la forma que desee ovalado o redonda. Pasarla por esta mezcla de harina de garbanzos, luego pasarla por pan rallado. Dejarlas reposar un par de minutos antes de freír, ya que al airearse un poco esta cobertura se seca y endurece ligeramente, lo cual ayuda a que no se deshagan al freírlas.

Preparar un sartén con abundante aceite bien caliente, y freírlas sin echar muchas a la vez, ya que el aceite se enfriará demasiado. Colocarlas encima de un papel toalla para que empape el exceso de grasa. Servir.

CROQUETAS DE YUCA CON QUESO

Ingredientes

- 1 kg. de yuca.
- 4 huevos orgánicos.
- 1/3 de taza de mantequilla ghee.
- Harina de trigo, la necesaria.
- Queso mozzarella.
- Aceite de semillas de uvas (grapeseed oil).
- Sal de mar al gusto.
- Cayena al gusto.

Preparación

Pelar las yucas y sancocharlas hasta que estén blandas, escurrirlas y hacerlas puré. Colocar la yuca en un tazón amplio y dejar enfriar un poco. Sazonar con sal y cayena al gusto, añadir la mantequilla y dos huevos. Mezclar bien, amasando con la mano, si fuera necesario.

Hacer bolitas de unos cuatro centímetros de diámetro, y colocar en el centro un pedacito de queso, pasarlas por los dos huevos restantes previamente batidos y por la harina.

Colocar al horno, o freír en abundante aceite y cuando estén bien doradas, retirar y colocar sobre papel toalla para retirar el exceso de grasa.

TARTALETAS DE BERENJENAS

Ingredientes

- Masa para 8 tartaletas.
- 1 berenjena grande.
- 1 cebolla.
- 2 cucharadas de tomate rallado.
- 1 trocito de pimiento rojo.
- 1 cucharada de tahini blanco.
- Ajo en polvo.
- Aceite de oliva extra virgen.
- Sal herbamare.
- Coriander molido.

Preparación

Hacemos las tartaletas siguiendo las instrucciones del paquete (o como si fuera en forma de masa para pizza), les damos forma con la ayuda de un vaso y las horneamos por cinco minutos a 200 °C.

En un sartén con aceite, freímos la cebolla picada muy finamente. Añadimos el coriander y el ajo en polvo. Lavamos la berenjena y la ponemos a hervir por 8 minutos. La pelamos y picamos la pulpa. Colocamos a un lado.

Cuando la cebolla esté transparente, añadimos el tomate rallado, lo sofreímos unos 3 minutos removiendo constantemente a fuego medio. Subimos el fuego y añadimos la berenjena, la sal y especias al gusto y removemos bien unos minutos, luego bajamos el fuego al mínimo.

Añadimos el tahini y lo dejamos que se haga a fuego lento un poco más hasta que se forme una pasta. Añadimos el pimiento cortado en cubitos y lo dejamos 5 minutos más. Rellenamos las tartaletas con la pasta de berenjena, las metemos en el horno y dejamos que se haga a 180 ºC por unos 15 minutos o hasta que veamos que están listas para comer.

PUDIN DE REPOLLO

Ingredientes

- 1Kg. de repollo.
- 150 gramos de papas.
- 60 gramos de jamón de pavo.
- 4 salchichas vegetarianas.
- 3 dientes de ajo.
- 3 huevos orgánicos.
- Aceite de oliva.
- Pan rallado integral.
- Kelp granulado o sal herbamare.

Preparación

Cortar las papas y el repollo en trozos. Cortar el jamón en trocitos. Poner los ajos, el aceite y las salchichas en un sartén y sofreír por 5 minutos. Añadir las papas, el repollo, el jamón dejar unos minutos más. Añadimos los 3 huevos y removemos bien. No dejar que los huevos se hagan. Tomar un molde y untarlo de mantequilla y lo espolvoreamos con el pan rallado. Esparcimos el relleno en el molde y colocamos en el horno a 250º grados C. Por unos 20 minutos. Servir.

ALBÓNDIGAS DE CARNE DE SOJA

Ingredientes

- 3 puerros.
- 3 zanahorias grandes.
- 3 pepinos.
- 3 ramas de apio.
- 2 cebollas.
- 2 cucharadas de harina leudante.
- 250 gramos de soja texturizada.
- Coriander al gusto.
- Sal de herbamare.

Preparación

Poner a remojo la soja durante una hora. Cortar las hortalizas y freírlas en una sartén a fuego lento, durante una media hora o hasta que estén más o menos hechas. Luego escurrimos la soja, la agregamos a la sartén y freímos durante un cuarto de hora más. Mezclamos la harina y las especias, y las añadimos a la soja, lo mezclamos bien y lo dejamos reposar unos minutos, para que espese un poco. Lo dejamos enfriar y procedemos a formar las bolitas. Colocar al horno precalentado a unos 180-200° C. Por unos 20 minutos o hasta que estén cocidas. También se pueden freír en aceite de coco o de su preferencia.

ALBÓNDIGAS DE TOFU

Ingredientes

- 250 gramos. de tofu fresco.
- 2 cucharadas de semillas de sésamo tostadas.
- 1 cucharada de salsa de soja.
- 2 zanahorias medianas.

- 2 cebollas.
- Harina la necesaria.
- 3 dientes de ajo.
- Caldo de verduras el necesario.
- Aceite de oliva.
- Sal de herbamare.
- Cayena.

Preparación

Desmenuzar el tofu en un plato, picar la cebolla finamente. Cocinamos las zanahorias y luego las cortamos en partes muy pequeñas. Ahora añadimos al plato de tofu la cebolla y la zanahoria picada, el sésamo, la salsa de soja, la sal y mezclamos bien.

Hacemos albóndigas con la mezcla, las rebozamos de harina y las freímos en una sartén. Por otro lado, haremos una salsa a nuestro gusto, las sofreímos en aceite y luego añadimos la sal y cayena al gusto. Rociamos esta salsa sobre las albóndigas y servimos.

PASTEL DE ESPINACAS

Ingredientes

- 1 Kg. de espinacas.
- 1 kg. de tomates frescos.
- Maíz cocido.
- Queso feta orgánico (integral)
- ½ kg. de harina leudante.
- 1 ½ cucharada mantequilla ghee.
- Sal de herbamare.
- Cayena molida.
- 1 cucharadita de orégano.
- ½ cucharadita de coriandro molido.

- 1 taza de agua o la necesaria.
- 1 cucharada de semillas de sésamo.

Preparación

Hacer una masa con la harina integral, la mantequilla y el agua. Coloque la mitad de esta masa extendiéndola en un molde refractario untado con mantequilla para que no se pegue y horneamos por 10 minutos. Cocinar las espinacas, cuando estén listas escurrirlas.

Colocamos un sartén con 2 cucharadas de mantequilla o aceite de oliva, añadimos los tomates picado en cubos, el maíz, coriander, las semillas de sésamo, la sal y las espinacas, el orégano y la cayena, sofreímos a fuego mediano.

Freímos por unos minutos y cuando esté listo, lo colocamos sobre la masa horneada, dejando libres los bordes para poder cerrar, cubrimos con dados de queso feta distribuyendolo bien y tapamos con la otra parte de la harina, expandiéndola sobre todos estos ingredientes. Unimos bien los bordes para que no se salga nada. Colocamos al horno lo suficiente hasta que la masa se torne dorada.

PAPAS RELLENAS CON VEGETALES

Ingredientes

- 4 papas grandes.
- ½ Kg. de brócoli.
- 2 cucharadas de mantequilla ghee.
- 1 cucharada de aceite de oliva.
- 2 cucharadas de perejil finamente picado.
- 1 cebolla picada.
- Orégano molido al gusto.
- Corréander al gusto.

- 1 cucharada de seaweed gomasio.
- Cayena al gusto.
- Sal de herbamare al gusto.

Preparación

Precaliente el horno a una temperatura de 300° C. Frote las papas con aceite de oliva presionado al frío para que la cáscara quede más crujiente y tostada, luego pinche las papas con un tenedor, hornee las papas con todo y cáscara y dejarlas enfriar a temperatura ambiente, cortarlas por la mitad. Sacarles toda la pulpa y deje la cáscara intacta. En un tazón mediano haga un puré con la pulpa.

Caliente un sartén pequeño a fuego moderado, agréguele mantequilla ghee y coloque la cebolla a sofreír hasta que esté transparente. Agréguele el puré junto con el brócoli, un toque de Aceite de oliva extra virgen y todos los demás ingredientes, sal y cayena al gusto. Mezcle todo muy bien. Rellene las papas con el puré y ponerlas al horno por 15 minutos aproximadamente. Espolvorear con el perejil y servir.

BOCADOS DE CALABACÍN

Ingredientes

- 1 calabacín grande.
- ½ papa.
- Aceite de oliva.
- 1 cebolla.
- 1 taza de requesón orgánico.
- Caldo de verduras.
- 1 Cucharada de tomates fritos picados en cubitos.
- Pan integral o galletitas integral.
- Albahaca molida.

- Sal de herbamare.
- Pizca de cayena.

Preparación

En una olla y con el caldo de vegetales, hervir la cebolla, la papa y los calabacines previamente pelados y lavados. Cuando estén bien cocidos incorporar los tomates fritos, el requesón, el aceite de oliva, la sal, la cayena y la albahaca, licuar todo hasta formar un puré. Luego ese puré colocarlo sobre las galletitas o el pan integral.

CALABACINES AL QUESO

Ingredientes

- ¼ taza de queso azul, orgánico y desmenuzado.
- 3 Cucharadas de jugo de limón.
- Sal y cayena molida al gusto.
- 1 ½ cucharaditas de aceite de oliva extra virgen.
- ½ cebolla morada pequeña, cortada en rodajas finas.
- 1 ramo de espinacas tiernas.
- 4 tazas de calabaza en cubos y sofrita.

Preparación

Use un tenedor para hacer puré con el queso azul, en conjunto con el jugo de limón en un tazón grande hacer un aderezo espeso. Caliente el aceite en una sartén grande a fuego medio-alto. Agregue la cebolla, la sal y la cayena y cocine revolviendo ocasionalmente, hasta que se doren, unos 5 minutos.

Agregar las espinacas revolviendo frecuentemente, hasta que estén ligeramente marchitas dejarlas 3 minutos más.

Transferir el contenido de la sartén a un recipiente con el aderezo, agregue la calabaza, la sal y la cayena y revuelva para unir todos los ingredientes.

PASTEL DE PLÁTANO

Ingredientes

- 5 plátanos grandes y bien verdes.
- 2 cebollas picadas en cubos.
- 2 dientes de ajo bien picado.
- Caldo de vegetales, el necesario.
- 2 cucharaditas de mantequilla ghee.
- 3 cucharadas de aceite de oliva.
- Queso mozzarella.
- Una pizca de cayena.
- Semillas de girasol trituradas.
- Sal de herbamare.

Preparación

Lavar bien y pelar los plátanos, ponerlos a cocinar hasta que estén pasados de blanditos.

Luego hacer un puré con ellos, agregándole el caldo de vegetales y la mantequilla ghee derretida hasta conseguir un puré bien suave.

En un sartén con el aceite de oliva sofreír la cebolla, el ajo y las semillas de girasol trituradas, hasta que estén dorados, condimentar al gusto. Unir todos los ingredientes con el puré de plátano y trasladarlos a una refractaria. Cubrir con un poco de queso mozzarella. Colocar al horno hasta que se gratine a unos 300º C.

PIMENTONES RELLENOS CON PICADILLO DE CARNE DE SOJA

Ingredientes

- 4 Pimentones rojos y grandes.
- Alcaparras.
- ¼ Kg. de carne molida vegetariana.
- 2 tazas de arroz integral.
- Mantequilla Ghee.
- Aceite de oliva.
- Sal herbamare.
- Coriander.
- Queso mozzarella.

Preparación

Lavar los pimentones, cortarles la capa de arriba y conservarla para usarlas como tapa, extraerles la coraza, dejando la capa superior intacta y ponerlos a hervir a fuego mediano, solo unos minutos (aproximadamente 5 minutos), para que ablanden un poco. Elaborar el picadillo de carne y condimentarlo de la misma manera que se explica en la receta de carne de soja en salsa. Elaborar la salsa de tomate al estilo marinara como se encuentra en la sección de recetas de salsas (salsa marinara).

Rellenar los pimentones con el picadillo de carne vegetariana (o si prefiere para los no vegetarianos con picadillo de pavo o la de su preferencia), taparlos con su propia tapa extraída anteriormente y si es posible sujetar las tapas con palillos de madera.

Colocar con mucho cuidado los pimientos en una refractaria y bañarla con la salsa marinara, espolvorear con el queso mozzarella. Llevarlos al horno a 350° C, por unos 25 minutos o hasta que estén blandos. Cuando los saque del horno colocar la mantequilla ghee arriba de ellos y espolvorear con sal herbamare y el coriander al gusto.

ENSALADAS ORGÁNICAS

ENSALADA DE PAPAS AL PEREJIL

Ingredientes

- 1 kg. de papas pequeñas de cáscaras rojas.
- 2 tazas de caldo de vegetales.
- 1 taza de perejil fresco picado.
- 1 cebolla mediana picada.
- 1 cucharada de aceite de oliva.
- 2 dientes de ajo.
- Semillas de sésamo.
- sal de mar.
- Cayena.

Procedimiento

Pelar las papas y meterlas en agua fría y colocarlas aparte. Caliente un sartén hondo a fuego mediano, agréguele aceite de oliva prensado al frío, sofría la cebolla y el ajo por 5 minutos o hasta que estén blandos, agregue el caldo de vegetales y ¾ tazas de perejil. Mezcle bien y déjelo hervir.

Coloque todas las papas en el sartén y déjelo hervir nuevamente, disminuya el fuego, tapar y dejar hervir, hasta que estén blandas. Sacar las papas y colocarlas en un tazón, agregue la cayena y la sal al gusto, revuelve bien y vierta la salsa sobre las papas. Espolvoree con el resto del perejil y las semillas de sésamo.

ENSALADA DE PEPINO

Ingredientes

- 3 pepinos.
- Hojas de cilantro fresco.
- 1 manojo de nueces tostadas sin sal y picadas.
- 2 cucharadas de limón.
- 2 cucharaditas de azúcar morena.
- 2 cucharadas de salsa de guindas.
- ½ cebolla morada picada.
- 2 cucharadas de ajo frito.
- Kelp granulado.
- Sal herbamare o de mar.
- 3 cucharadas de salsa tártara.

Preparación

Pelar los pepinos y cortarlos por la mitad a lo largo, quitar las semillas y cortarlos en rodajas finas. Mezclar en un recipiente el azúcar y el limón, hasta que se disuelva el azúcar. Mezclar el limón azucarado con el pepino, la salsa de guindas, el cilantro, la cebolla, la sal y el kelp.Dejar adobado durante una hora. Justo antes de servir, agregar las nueces, el ajo, y la salsa tártara removiendo todo constantemente. Listo para servir.

ENSALADA DE AGUACATE CON POLLO

Ingredientes

- 4 aguacates.
- Jugo de un limón.
- 1 tazón con trocitos de pollo.
- 2 apio desmenuzados, cortados.
- 2 pepino cortados.
- Crema de leche de almendras.

- 2 almendras tostadas.
- Pimentón en polvo (Páprika)
- Cayena.
- Sal herbamare.

Preparación

Partir los aguacates por la mitad en sentido transversal y conservar las cáscaras intactas. Quitar la pulpa con cuidado. Rociar el interior con zumo de limón. Mezclar la pulpa con la crema de leche batida con limón, el pollo, apio, pepino y las almendras partidas por la mitad. Cuando la mezcla esté homogénea, rellenar las pieles de aguacate. Agregar paprika y sal. Servir frío.

ENSALADA DE BRÓCOLI CON LENTEJAS

Ingredientes

- 1 brócoli mediano.
- 2 tazas de lentejas cocidas.
- 2 tomates medianos cortados en cubos.
- 2 dientes de ajo bien picado.
- 1 cucharada de albahaca picada.
- 1 cucharada de perejil picado.
- Aceite de oliva
- Jugo de limón.
- Sal de herbamare.

Preparación

Dejar el brócoli en agua por un rato y luego cortarlo en gajos. Ponerlo a cocinar con un poco de agua caliente y con la olla tapada. Cuando se ablande, dejarlo escurrir en un colador. Mezclar el brócoli picado con todos los ingredientes. Poner en una ensaladera y dejar enfriar, antes de servir.

ENSALADA DE COLIFLOR

Ingredientes

- 1 coliflor grande lavado y separado en ramitos.
- Aceitunas negras.
- Tomates cortados en rodajas.
- 2 ramitas de perejil.
- 1 pote de queso crema orgánico.
- ¼ taza de vino blanco.
- ½ taza de mayonesa casera.
- Sal herbamare.
- Cayena.

Preparación

Poner a hervir agua en una olla tapada y cocinar el coliflor en baño de maría (al vapor) y dejarlo hasta que esté blando. Escurrir bien. Se cocinan de esta forma, para que no pierda sus nutrientes.

Poner el coliflor en ramitos en una ensaladera. Preparar aparte la salsa, en la licuadora colocar 1 pote de queso crema, 3 cucharadas de vino, ½ taza de mayonesa casera (de la receta dada aquí en este manual o de la de su preferencia), perejil, sal y cayena al gusto. Mezclar todos los ingredientes y batir bien. Volcar la salsa sobre la coliflor. Decorar con aceitunas negras y rodajas de tomates.

ENSALADA DE CUSCÚS

Ingredientes

- 250 gramos de cuscús.
- 2 tomates.
- Queso mozzarella.

- Hojas frescas de albahaca y menta.
- Nueces y dátiles.
- ½ taza de zumo de limón.
- ½ taza de aceite de oliva prensado al frío.
- Herbamare.

Preparación

Poner el cuscús en una fuente y echarle agua hirviendo (que lo cubra), tapar y dejarlo unos 10 minutos. Colocar un chorro de aceite de oliva y remover para que no se apelmace.

Cortar el tomate, mozzarella, hojas de menta y albahaca y mezclar con el cuscús, añadir el zumo de limón, el aceite y la sal. Añada los dátiles y las nueces. Se sirve frío.

ENSALADA DE MACARRONES Y VEGETALES

Ingredientes

- ¼ kilo de macarrones de harina integral.
- ½ taza de aceitunas negras, cortadas en rodajas finas.
- ½ taza de aceitunas verdes cortadas en rodajas.
- Hojas de albahaca.
- 1 tomate picado finamente.
- 1/3 taza de aceite de oliva.
- ¼ taza de salsa kétchup.
- 1 cucharadita de orégano.
- 1 cucharada de jugo de limón.
- Sal herbamare o kelp.
- Cayena.

Preparación

Hervir los macarrones hasta que estén al dente, escurrir y colocar en una ensaladera. Agregar las aceitunas negras, las verdes, las hojitas de albahaca, el tomate y mezclar, aparte, poner en un tazón, el aceite, la kétchup, la cayena, el orégano, la sal y el jugo de limón. Batir un poco con un tenedor, hasta formar una emulsión. Rociar por encima de la ensalada.

ENSALADA DE REMOLACHA

Ingredientes

- 2 remolachas cocidas y picadas en cubos.
- 2 pepinillos cortados en cubos.
- 3 dientes de ajo rallado.
- Mayonesa casera.
- Sal de herbamare.

Preparación

Colocar en un tazón la remolacha y los pepinos, añadirle la mayonesa, el ajo y la sal y mezclar bien. Dejar enfriar y servir.

ENSALADA DE TOMATES

Ingredientes

- ½ Kg. de tomates frescos, maduros.
- 1 cucharada de limón.
- Hojas de albahaca seca.
- 3 cucharadas de aceite de oliva.
- Kelp granulado.
- Cayena.

Preparación

Cortar los tomates en rodajas finas. Rociar con limón, aceite, sal y cayena. Picar las hojas de albahaca y espolvorear por encima.

ENSALADA MIXTA

Ingredientes

- 1 lechuga bien lavada.
- 4 tomates medianos, lavados y cortados en cubos.
- 300 gramos de queso mozzarella.
- 1 taza de queso crema orgánico.
- 2 cucharadas de perejil picado.
- 1 cucharada de albahaca picada.
- 2 cucharadas de alcaparras.
- 7 rodajas de pan integral.
- 2 huevos orgánicos cocidos y desmenuzados.
- Aceite de oliva extra virgen.
- Herbamare.
- Cayena a gusto.

Preparación

Picar la lechuga finamente y forrar con ella una cacerola, en el centro poner el queso mozarela y los tomates cortados en cubos. Rociar todo con aceite, sal y cayena y en polvorear con la albahaca.

Aparte untar las rodajas de pan con el queso crema, espolvorear con el perejil y con las alcaparras. Decorar con huevo rallado. Colocar las rodajas alrededor de la ensalada.

ENSALADA SILVESTRE DE ESPINACA

Ingredientes

- 3/4 libra de pechugas de pollo deshuesadas y sin piel.
- 1 cucharada de aceite de oliva.
- 2 tazas de champiñones rebanados.
- 4 tazas de espinaca tiernas.
- ½ taza de queso azul desmoronado.
- 1 taza de tomates cerezas.
- 1 taza de maíz en lata, escurridos.
- 1 cebolla morada pequeña, cortada en rodajas finas.
- Orégano, perejil, sal y cayena al gusto.

Preparación

Cubrir las pechugas de pollo con aceite y espolvorear con el condimento. Colóquelo en la parrilla para hornear durante unos 15 minutos, dándoles vuelta de vez en cuando, hasta que esté bien doradas y cocidas. Retire del horno y coloque a un lado.

En una ensaladera grande, mezclar los champiñones, espinacas, queso azul, tomate, maíz y cebolla, luego cortar en tiras el pollo del tamaño de un bocado y agregar el pollo a los otros ingredientes. Servir con su aderezo favorito.

ENSALADA DE TOFU ORGÁNICO

Ingredientes

- 1 manojo grande de ensalada de hojas verdes variadas.
- 150 gramos de zanahorias.
- 250 gramos de queso de soja (tofu).
- 1 aguacate.
- 2 cucharadas de limón.

- 2 cucharadas de semillas de sésamo.
- 5 cucharadas de aceite de oliva.
- Coriander.
- Kelp granulado.
- Sal herbamare.

Preparación

Lavar las lechugas y escurrirlas. Pelar las zanahorias, lavarlas y cocerlas al vapor, dejándolas un poco crudas.

Pelar el aguacate y cortarlo en tiras. Colocar las lechugas variadas en una ensaladera con las zanahorias, el aguacate y el tofu cortado en cubos. En una taza mezclar el aceite, el limón, la sal, el kelp, el sésamo y las nueces, batir bien y verter sobre la ensalada.

ENSALADA DE POLLO

Ingredientes

Aderezo

- ½ taza de mayonesa casera.
- 4 cucharaditas de limón.
- 5 cucharaditas de miel.
- 2 cucharaditas de semillas de sésamo.
- Sal herbamare y cayena molida al gusto.

Ensalada

- 2 libras de pechugas de pollo sin hueso y sin piel o Tofu.
- ¾ taza de nueces tostadas.
- 2 tazas de uvas rojas sin semillas.
- 3 tallos de apio (celery) en rodajas finas.

Preparación

En un tazón, mezclar la mayonesa, el limón, la miel, las semillas de sésamo, sal y cayena. Refrigere hasta que esté listo para bañar la ensalada. Precaliente el horno a 300 ° C. Coloque las pechugas de pollo por capas en una refractaria ½ taza de agua.

Hornee por 25 minutos hasta que esté completamente cocido. Retire las pechugas de pollo cocinados de la cacerola, déjelo enfriar a temperatura ambiente durante 10 minutos, luego corte el pollo en dados del tamaño de un bocado. Coloque el pollo en un tazón grande. Mezcle las nueces, las uvas, el celery (apio) y el aderezo.

ENSALADA DE VEGETALES

Ingredientes

- ½ taza de zanahorias frescas.
- ½ taza de pimiento verde.
- ½ taza de habichuelas germinadas.
- ¼ taza de rábanos picaditos.
- ½ taza de cebolla morada.
- 1 taza de repollo en lascas finas.
- 1 cucharada de azúcar morena.
- ¼ taza de mantequilla ghee.
- 2 cucharadas de mantequilla de maní con pedacitos de maní.
- 1 lata de mazorcas bebés.
- 1 cucharada de aceite de oliva.
- Sal herbamare
- Cayena molida.

Preparación

Usar un sartén profundo para saltear vegetales. Calentar la mantequilla y el aceite de oliva, junto a la mantequilla de maní y dejar que el calor los una. Añadir todos los vegetales, sofreír a fuego mediano 15 minutos en constante movimiento. Espolvorear con el azúcar, sal y pimienta para ir texturizando su sabor.

COGOLLOS DE LECHUGA CON ATÚN

Ingredientes

- 4 cogollos de lechuga.
- 2 latas de atún al natural.
- 2 pimientos asados en tiras
- 3 cucharadas de aceite de oliva.
- 1 cucharada de limón.
- ½ cucharadita de mostaza de Dijon.
- Cayena.
- Sal herbamare.

Preparación

Lavar los cogollos, escurrirlos bien, quitarles la parte oscura del tallo y cortarlos por la mitad. Dar a cada mitad un corte longitudinal sin llegar a partirlas del todo y abrirlas un poco para que entre ahí el atún.

En un tazón pequeño hacer un aderezo mezclando el limón, la mostaza, la cayena y la sal al gusto y agregar el aceite de oliva poco a poco y sin dejar de remover para hacer una emulsión.

Colocar los cogollos en una fuente y repartir por encima el atún desmenuzado y las tiras de pimiento. Agitar de nuevo el aderezo y rociar todo.

BERENJENAS RELLENAS AL HORNO

Ingredientes

- 2 berenjenas.
- 100 gramos de carne molida de su preferencia (ya preparada en salsa).
- 1 cebolla.
- 1 pimiento verde.
- 2 tomates maduros.
- ¼ Kg. de champiñones.
- 3 rebanadas de queso de soja.
- 3 dientes de ajo.
- Aceite de oliva.
- Vino blanco.
- Agua.
- Queso para gratinar.
- Cayena molida.
- Sal herbamare.

Preparación

Primero lavamos y partimos las berenjenas por la mitad, ponemos un chorrito de aceite en la bandeja y metemos al horno a 180°C. durante 1 hora. Sacamos del horno, quitamos con cuidado la carne de la berenjena con una cuchara y dejamos hueco para después llenarla.

En un sartén, sofreímos la cebolla partida en cubos, echamos el pimiento verde cortado en tiritas, después ponemos los ajos laminados, freímos bien ponemos sal y cayena al gusto, agregamos el tomate, la carne molida, revolvemos y ponemos el vino blanco, cuando evapore, ponemos agua, y dejamos hasta que comience a freír.

Colocamos los champiñones, y rebanadas de queso, y la pulpa de la berenjena. Dejamos un poco hasta que el queso se deshaga, y tendremos listo el relleno. Rellenamos las berenjenas con el guiso, espolvoreamos con queso y llevamos al horno hasta que se gratine.

ENSALADA DE BRÓCOLI CON ALMENDRAS

Ingredientes

- 2 cabezas de brócoli, previamente cocidos.
- ½ taza de almendras en rebanadas finas.
- 1/3 taza de ciruelas pasas.
- ½ cebolla morada pequeña, finamente picada.
- 1/3 taza de mayonesa.
- 2 cucharadas de limón.
- 1 cucharada de azúcar morena.
- 3 cucharadas de cebollas finamente picadas.
- Sal herbamare.
- Cayena.

Preparación

Cortar el brócoli en pedazos grandes. Mezclarlo con las almendras en rodajas, la cebolla roja y las ciruelas pasas en un recipiente grande. Mientras tanto; batir los ingredientes del aderezo en un recipiente más pequeño, agregar una pizca de sal y cayena. Colocar el aderezo sobre el brócoli y mezclar bien. Sazonar con sal y cayena al gusto.

ENSALADA TABULE

Ingredientes

- 2 tazas de cuscús.
- 2 tazas de agua.

- ½ cebolla.
- 1 zanahoria.
- 2 tomates.
- 20 aceitunas sin hueso.
- ½ taza de aceite de oliva.
- ½ taza de jugo de limón.
- 1 ramillete de perejil fresco.
- 1 ramillete de hierbabuena o de menta.
- Sal herbamare.
- Cayena.

Preparación

Primero hacemos el cuscús para que se vaya enfriando. Ponemos en un recipiente amplio las 2 tazas de cuscús. Calentamos la misma cantidad de agua salada y cuando hierva la añadimos al recipiente del cuscús y lo tapamos. Dejamos reposar unos 5 minutos y revolvemos para asegurarnos que absorbe toda el agua. Echamos un chorrito de aceite y revolvemos para que el grano quede suelto. Añadimos el jugo de limón, el aceite, herbamare y cayena al recipiente del cuscús, revolvamos y dejamos enfriar. Mientras se va enfriando, picamos finamente el perejil, la hierbabuena o la menta y la cebolla, cortamos en cuadraditos bien pequeños los tomates, la zanahoria y las aceitunas. Mezclamos todos los ingredientes y dejamos enfriar en la nevera. Servir cuando esté frío.

ENSALADA DE CHAMPIÑONES

Ingredientes

- ½ taza de crema fresca.
- 2 cucharadas de vino Jerez seco.
- 3 cucharadas de mantequilla ghee.
- 1 taza de champiñones.

- 2 cucharadas de harina leudante.
- Cayena molida.
- Sal herbamare.

Preparación

En un sartén grande, y a fuego medio, calentar la mantequilla y freír los champiñones hasta que estén blandos, revolviendo de vez en cuando. Retirarlos del sartén y colocarlos en un tazón mediano. Agregar la harina, la sal y la cayena; al líquido que ha quedado en el sartén de los champiñones, revolver hasta que estén bien mezclados.

Agregue gradualmente la crema y el Jerez; cocine revolviendo constantemente, hasta que la mezcla esté espesa y empiece a hervir. Regresar los champiñones al sartén y revolver para que se bañen con la mezcla en el sartén. Viértalos en un tazón y refrigere antes de servir.

ENSALADA RUSA CON TOFU

Ingredientes

- ½ Kg. de papas.
- 2 zanahorias grandes.
- ¼ Kg. de tofu a la plancha o ahumado.
- 4 tallos de celery finamente picado.
- ½ taza de guisante.
- ¼ taza de aceite de oliva extra virgen.
- ½ taza de mayonesa casera.
- ¼ taza de mostaza.
- 1 puñado de semillas de sésamo.
- 2 limones (jugo)
- Sal herbamare.
- Cayena en polvo.

Preparación

Cocinar las papas y la zanahoria y cuando estén blandas pelarlas y cortarlas en cubos. El tofu ahumado también cortado en cubos. En un tazón colocar todos los ingredientes. Mezclar bien y servir.

SOPAS Y CREMAS VEGETARIANAS

SOPA THAI

Ingredientes

- 2 litros de leche de coco.
- Pasta de pimentón rojo (paprika)
- ½ kilo de pasta de arroz (cabello de ángel)
- Cilantro.
- Jengibre rallado.
- Aceite de oliva extra virgen.
- Verduras puerro, zanahorias, calabacín, judías verdes (vainitas), brócoli.
- 1 tomate.
- Sal herbamare
- Pizca de kelp granulado.
- Cayena molida.

Preparación

Cortar las verduras en tiras y sofreír en el aceite vegetal, en un sartén grande hasta que estén un poco doradas. Añadir el jengibre rallado y el cilantro. Añadir un poco de agua y la leche de coco. Ir añadiendo agua hasta que la sopa quede con la consistencia deseada.

Añadir poco a poco la pasta de pimientos y la cayena, hasta obtener el picante deseado. La sopa tiene que hervir unos 10 minutos hasta que la verdura quede al dente y la pasta en una olla separada hasta que esté al dente. Preparar los platos con la pasta, colocar la sopa y servir. Espolvorear con cilantro para decorar.

SOPA CREMA DE HIERBABUENA

Ingredientes

- 400 gramos de hojas verdes de lechuga.
- 2 cucharadas de hierbabuena.
- 10 cucharadas de nata vegetal.
- Caldo de vegetales.
- 2 cebollas medianas.
- Aceite de oliva extra virgen.
- Sal de herbamare.

Preparación

Sofreír la cebolla en aceite de oliva hasta que esté transparente pero no dorada. Añadir las hojas verdes cortadas finamente, la mitad de la hierbabuena y sal al gusto. Freír un poco. Añadir el caldo de vegetales, cocinar durante 15 minutos. Licuar y añadir el resto de la hierbabuena y la nata. Rectificar la sal. Servir.

SOPA CREMA DE VERDURAS

Ingredientes

- 4 tomates maduros.
- 4 zanahorias.
- 1 puerro.
- 1 papa grande.
- ½ cebolla.
- 3 dientes de ajo.
- 2 calabacines.
- 3 cucharadas de aceite de oliva.
- Sal de herbamare.

Preparación

Hervido en agua primero y licuar todo después. Agregar la sal al gusto. Servir a temperatura ambiente.

SOPA DE GAZPACHO

Ingredientes

- 3 tazas de tomate picado.
- 2 ½ tazas de pepino picado.
- 2 tazas de ajíes dulce picado.
- ½ taza de apio picado.
- ½ taza de cebollín picado.
- 1 diente de ajo finamente picado.
- 3 tazas de jugo de tomate.
- 1 cucharada de aceite de oliva.
- Sal herbamare.

Preparación

En un recipiente combinar el tomate, pepino, ajíes dulce, apio, cebollín y ajo picados previamente. Procesar la mitad de esta mezcla en el procesador de alimentos hasta que la mezcla esté suave, y poner aparte en un recipiente y agregar la otra mitad de la mezcla de tomate, pepino, ajíes dulces, cebollin y ajo (todo picado pero sin licuar). Añadir el jugo de tomate, aceite de oliva y la sal al gusto. Revolver bien. Tapar y enfriar. Servir frío.

SOPA CREMA DE CALABACÍN (ZUCCHINI)

Ingredientes

- 1 kg. de calabacín.
- 1 cebolla.
- 3 cucharadas de aceite de oliva presionado al frío.
- 1 taza de leche de almendras.
- Caldo de vegetales.
- 1 cucharada de maicena.
- ½ cucharadita de mantequilla ghee.
- Sal de herbamare.

Preparación

En un sartén calentar el aceite de oliva y sofreír la cebolla, añadir los calabacines cortados en ruedas, remover hasta que el calabacín tome color. Añadir el caldo de vegetales y dejarlo cocinar por 20 minutos. Añadir la leche de almendras y la maicena. Licuar todos los ingredientes y cocinar por unos 5 minutos más, luego agregar la mantequilla ghee y la sal. Servir.

SOPA FRÍA DE PEPINOS

Ingredientes

- 1 pepino grande.
- 1 aguacate maduro.
- 1 cucharada de cebolla picada.
- 1 diente de ajo.
- ½ limón.
- Hielo.
- Aceite de oliva.
- Orégano o perejil molido.
- Coriander molido.
- Sal de herbamare.

Preparación

Pelar el pepino y cortarlo en trozos. Partir el aguacate por la mitad, longitudinalmente, quítale el hueso y extraer la pulpa con ayuda de una cuchara. A estos dos ingredientes, añadirles la cucharada de cebolla picada, el trozo de ajo, el zumo de limón y una cucharada de aceite. Agregar la sal y el coriander, batir en la batidora hasta volverlo una crema homogénea. Añadir poco a poco, uno o dos vasos de agua muy fría, hasta que haya conseguido la consistencia deseada. Agregar unos cubos hielo. Decorar con una pizca de orégano o perejil.

SOPA DE LENTEJAS

Ingredientes

- ½ Kg. de lentejas germinadas (remojadas de 10 a 12 horas)
- 1 diente de ajo finamente picado.
- ¼ de cebolla.
- 3 tomates rojos bien maduros.
- 1 cucharadita de aceite de oliva extra virgen.
- 1 litro de caldo de verduras.
- Sal herbamare.
- Cayena.

Preparación

En una olla vierta las lentejas previamente remojadas y agregue agua hasta que el nivel sea el doble del nivel de las lentejas, dejarlas cocinando a fuego alto hasta que hiervan y luego bajar el fuego a medio-bajo, tapar la olla parcialmente. Dejar hervir hasta que estén blandas.

Poner a hervir el caldo de verduras y dejarlo por 15 minutos después. En un sartén poner a sofreír la cebolla, los tomates cortados en cubos, el ajo y sofreír un rato y luego agregue las lentejas ya cocidas y coladas. Agregue el caldo de verduras y sal y herbamare al gusto, dejarlo hervir por otros 15 minutos. Colocar el aceite de oliva al momento de servir.

SOPA DE POLLO Y ESPINACAS

Ingredientes

- 4 tazas de caldo de vegetales.
- 2 dientes de ajo triturado.
- 600 gramos de espinaca fresca.
- 4 rebanadas de pan integral.
- 4 cucharadas de pesto.
- 4 tazas de pollo cocido sin piel.
- Sal herbamare.
- Cayena molida.

Preparación

Poner a hervir a fuego alto el caldo de vegetales, agregar el ajo. Cocinar a fuego bajo, cuando hierva agregar el pollo y seguir cocinando a fuego bajo sin tapar hasta que esté caliente.

Luego, añadir las hojas de espinaca, lavadas y cortadas a mano en trozos y cocinar por algunos segundos hasta que las hojas estén suaves. Sazonar la sopa con sal y cayena al gusto. Tostar suavemente las rebanadas de pan integral y untar con el pesto. Colocar una rebanada de pan tostado en el fondo de un plato de sopa, colocarle la sopa arriba. Servir.

SOPA DE CALABAZA

Ingredientes

- 1 Calabaza color bien anaranjado
- 4 dientes de ajo finamente picado
- 1 zanahoria
- 2 cucharadas de mantequilla ghee
- Sal de mar, herbamare o kelpamare
- Cayena molida

Preparación

Cocinar la calabaza y la zanahoria en agua purificada, con sal hasta que estén bien blandas, sofreír los dientes de ajo y dejar enfriar, luego licuar la zanahoria, la calabaza y el ajo con el agua de la cocción, agregando poco a poco el agua hasta conseguir una crema un poco espesa. Calentar después de licuar y cuando esté caliente agregar las 2 cucharadas de mantequilla, la sal y la cayena al gusto. Servir.

CALDO DE VEGETALES

Ingredientes

- 1 manojo de brócoli.
- 1 coliflor pequeño.
- 1 ramo de apio España.
- 2 zanahorias.
- 1 ramita de cilantro.
- 1 ramita de perejil.
- 2 cucharadas de aceite de oliva.
- 2 dientes de ajo finamente picados.
- ½ cebolla picada.
- 2 ajíes dulces.

- Sal herbamare.
- Cayena.

Preparación

Sofreír en el aceite de oliva, la cebolla, el ajo, los ajíes dulces. Colocar en una olla el brócoli, el coliflor, el apio, las zanahorias, el cilantro y el perejil. Hervir hasta que las verduras estén blandas. Agregar la fritura y dejar hervir un minuto más. Apagar el fuego y agregar la sal y la cayena al gusto. Servir.

SOPA CREMA DE REPOLLO Y CEBADA

Ingredientes

- 1 repollo entero.
- 1 puñado grande de cebada.
- 2 cebollas grandes.
- 3 dientes de ajo.
- 6 hojas de menta.
- 10 tomates triturados.
- 4 tallo de apio.
- 1 litro de agua.
- Sal herbamare.
- Cayena.

Preparación

Lavar y pelar las verduras, córtalas en cubos. Colocarlas en una olla con agua y deja hervir durante 10 minutos a fuego fuerte. Luego colocar todos los vegetales, los tomates y la cebada, tapar y dejar hervir a fuego lento hasta que los vegetales y la cebada estén blandos. Dejar reposar y colocar la cayena y la sal al gusto. Servir y colocar las hojas de menta bien picadas sobre la sopa.

Sopa Crema de Aguacate

Ingredientes

- 6 cucharadas de mantequilla ghee.
- 2 tazas de cebolla picadita.
- 2 ramitas de perejil.
- 1 ramita de tomillo.
- 2 cucharadas de curry molido.
- 5 tazas de caldo de vegetales.
- 2 kg. de aguacate cortados en cubos.
- 2 tazas de crema de leche.
- Sal herbamare.
- Cayena.

Preparación

En un sartén sofreír la mantequilla, la cebolla, el perejil, el tomillo y el curry unos 8 minutos. Agregar el consomé o el caldo de vegetales, dejar hervir y cocinar por unos 2 minutos, Se retiran las ramas de perejil y tomillo y se desechan. Se licúa el aguacate con el caldo, el herbamare, la cayena, y la crema de leche, hasta obtener una mezcla espesa. Se refrigera y se sirve fría.

SOPA CREMA DE CHAMPIÑONES

Ingredientes

- 250 gramos de champiñones limpios y cortados.
- 50 gramos de mantequilla ghee.
- Caldo vegetal el necesario.

- 4 cucharadas de harina leudante.
- 1 cucharadita de limón.
- Sal herbamare.
- Cayena.

Preparación

Salteamos los champiñones con la mantequilla ya caliente y añadimos el jugo de limón. Colocamos la harina en un sartén a fuego bajo y removemos hasta que tome color, cuando la harina esté lista agregamos poco a poco el caldo vegetal frío y lo Dejamos cocinar 10 minutos.

Luego, añadimos 2/3 de los champiñones salteados y licuamos todo, luego incorporamos el resto de los champiñones, la sal y la cayena al gusto y lo ponemos al fuego otros 5 minutos. Servir caliente. Si la sal que se usa es herbamare, colocarla en el momento de servir.

SOPA CREMA DE REMOLACHA

Ingredientes

- 2 remolachas grandes.
- 1 litro de caldo de vegetales.
- 1 zanahoria.
- Herbamare al gusto.

Preparación

Se limpian bien y se ponen a cocinar las remolachas y la zanahoria en el caldo de vegetales. Cuando estén suficientemente blandas, se dejan enfriar y se pican en trocitos y se colocan en la licuadora con el caldo donde se cocinaron. Licuar bien hasta obtener una consistencia bien espesa. Lista para servir.

SOPA CREMA DE TOMATES

Ingredientes

- 1 Kg. de tomates grandes pelados.
- 3 cucharadas de mantequilla ghee.
- ½ taza de harina leudante.
- 1 litro de leche de su preferencia.
- 1 taza de caldo de verduras.

Preparación

Poner en una cacerola 3 cucharadas de mantequilla, dejar derretir y agregar poco a poco ½ taza de harina y revolver de vez en cuando, agregar lentamente la leche, revolver hasta que la preparación esté espesa. Incorporar los tomates al natural, picados y 1 taza de caldo de verduras. Dejar cocinar durante 10 minutos, revolviendo constantemente. Retirar y licuar hasta que esté cremoso. Servir.

SOPA DE CEBOLLA GRATINADA

Ingredientes

- 1 Kg. de cebollas.
- 5 cucharadas de mantequilla ghee.
- 3 cucharadas de aceite de oliva.
- 1 cucharada de harina leudante.
- 1 cucharadita de azúcar morena
- ½ taza de vino blanco seco.
- 1 litro de caldo de vegetales.
- 12 rebanadas delgadas de pan integral.

- 7 cucharadas de queso gruyere.
- 7 cucharadas de queso parmesano.
- Sal herbamare.

Preparación

Cortamos las cebollas en rodajas. En una cazuela calentamos la mantequilla con el aceite de oliva, agregamos la cebolla y cocinamos hasta que se dore, cuidando que no se queme por unos minutos a fuego medio. Añadimos la sal, la pimienta y la cucharada de harina, revolvemos y cocinamos hasta disolver la harina. Agregamos el vino y cocinamos unos 2 minutos. Añadimos el caldo de vegetales, dejamos que hierva y cocinamos unos 10 minutos más. Agregamos el azúcar y 2 cucharadas de los quesos rallados mezclados. Sal al gusto y retiramos del fuego.

Precalentamos el horno a 300° C. y distribuimos la cebolla y el caldo en envases individuales refractarios. Adornamos cada recipiente con 2 rebanadas de pan tostado. Espolvoreamos con queso y colocamos al horno, hasta que se dore la superficie.

CALDO DE GARBANZOS

Ingredientes

- ¾ de taza de garbanzos.
- 2 tazas de vegetales.
- 1 cebolla cortada en cubos.
- 2 dientes de ajo picados.
- 2 cucharaditas de orégano.
- ½ Kg. de pechugas de pollo sin piel y cortadas en pequeños pedazos.
- 3 ajíes dulces.
- 4 zanahorias peladas y en rodajas.

- 4 calabacines pelados y cortados.
- ½ taza de judías verdes (vainitas)
- 1 aguacate pelado y en rodajas.
- ½ cebolla picada.
- 3 limones cortados en cuatro.
- Sal herbamare.

Preparación

Poner los garbanzos a germinar en agua por 8 a 10 horas. Después lavarlos y escurrirlos. Agregar las dos tazas de caldo de vegetales, la cebolla, el ajo y el orégano y dejar cocinar por 2 horas, hasta que los garbanzos se ablanden.

Agregar el pollo y los ajíes dulces picados. Añadir más agua si es necesario. Dejar cocinar por media hora más. Agregar los vegetales y cocinar hasta que los vegetales estén blandos. Apagar el fuego y agregar un chorrito de limón y sal al gusto. Acompañar con el aguacate.

PLATOS PRINCIPALES

ARROZ INTEGRAL CON QUESO FETA ORGÁNICO

Ingredientes

- 2 zanahorias ralladas.
- 2 manojos de hojas de acelga o espinacas.
- ½ cebolla morada finamente picada.
- 1 paquete de arroz integral.
- ¼ de queso feta desmenuzado orgánico.
- Sal herbamare.
- Cayena.

Preparación

Cocine el arroz, hasta dejarlo blando. Ponga las zanahorias, verduras, cebollas y agua, en una sartén grande, profunda y mezcle bien. Tape y cocine a fuego medio, revolviendo de vez en cuando, hasta que las hojas se marchiten y estén blandas. Agréguele el arroz ya cocido y el queso y mezcle bien todos los ingredientes. Antes de servir agregar la sal y la cayena.

ARROZ INTEGRAL CON TRIGO GERMINADO.

Ingredientes

- 1 taza de arroz integral lavado y seco.
- 1 taza de granos de trigo germinados limpios.
- 1 cucharada de aceite de girasol.
- 1 cucharada de aceite de canola.
- 2 cucharadas de aceite de oliva extra virgen.
- 1 cucharada de cebolla picada.
- 1 diente de ajo picado.
- El jugo de un limón.

- 1 rama de apio finamente picado.
- 12 aceitunas.
- 1 ramita de perejil.
- 1 rodaja de naranja.
- 1 ramas de apio España picado.
- Sal herbamare.

Preparación

Se cocinan los granos germinados 10 minutos por separado. En una cacerola caliente se ponen los aceites y se fríe el arroz hasta que está muy cristalino, no dorado, se agrega la cebolla y el ajo, sofreír unos segundos.

Agregar agua hirviendo al arroz y agregar el jugo de limón y la sal. Cocinar a fuego alto durante 10 minutos y luego se baja al mínimo hasta el arroz esté al dente. Unos minutos antes de que el arroz esté listo agregar los granos germinados, removiendo con cuidado y se deja hasta que se haya secado por completo toda el agua.

Cuando el arroz está cocido, se añade encima el apio picado, la cebolla y aceitunas, se vuelve a tapar y se apaga el fuego. Se sirve caliente, se adorna con el perejil y la rodaja de naranja.

ARROZ SILVESTRE

Ingredientes

- 1 ¼ tazas de arroz integral.
- 4 cucharadas de limón.
- 4 dientes de ajo, finamente picados.
- 3 cucharadas de semillas de sésamo tostadas.
- 1 cucharada de jengibre finamente picado.

- 1 cucharada de miso de cebada.
- 1 taza de repollo morado rallado.
- 1 zanahoria mediana, rallada.
- ¼ taza de cebollas cortada en rodajas finas.
- 1 cucharada de cebolla para decorar.
- Sal Kelpamare.

Preparación

Colocar 3 tazas de agua con sal a hervir en una olla mediana. Agregar el arroz y dejar hasta que hierva. Reducir el fuego a bajo, tapar y cocinar a fuego lento, revolviendo ocasionalmente, hasta que el líquido se absorba y el arroz esté cocido.

En un tazón grande, mezcle el limón, las semillas de sésamo, el ajo, el jengibre, el miso y la cayena hasta que se mezclen. Escurrir el arroz y añadir al recipiente con la mezcla.

Añadir el repollo, la zanahoria y la cebolla hasta que se mezclen y adornar con 1 cucharada de cebolla. Agregar la sal al gusto.

CABELLO DE ÁNGEL CON TOFU

Ingredientes

- 1 paquete de tofu ahumado.
- 2/3 caldo de vegetales.
- 1 zanahoria cortada diagonalmente en trozos pequeños.
- 1 manojo grande de brócoli fresco cocido.
- 340 gramos de fideos integrales de cabellos de ángel.
- 4 cucharadas de aceite de oliva.
- 2 dientes de ajo.

- 1 cucharada de albahaca seca.
- 1 toque de queso parmesano.
- Sal herbamare.

Preparación

Caliente dos cucharadas de aceite en un sartén mediano a fuego moderado, agréguele el tofu ahumado cortado en cubos, si es tofu blanco dejarlo hasta que se dore, revolviendo de vez en cuando por unos 5 minutos. Sacar el tofu del sartén y ponerlo a un lado y en ese mismo sartén colocar las otras dos cucharadas de aceite de oliva. Agregue al sartén, la zanahoria picada, cocinar revolviendo alrededor de 5 minutos, agregar el brócoli y el ajo, cocine y revuelva por 3 minutos más, agregar el caldo de vegetales, la albahaca y el queso parmesano al sartén, reducir el fuego y dejar hervir por unos minutos más.

Poner a cocinar los fideos, cuando estén al dente, escurrirlos y colocarlos en un tazón grande para servirlos, agregar el tofu y la mezcla de vegetales por encima. Servir inmediatamente.

PICADILLO DE PAVO CON VEGETALES

Ingredientes

- 1 kg. de pavo molido.
- 1 cebolla picada en cubos pequeños.
- 2 dientes de ajo finamente picado.
- 1 zanahoria cortada en cubos pequeños.
- ½ Kg. de tomate pelados.
- Un manojo de legumbres (vainitas) picadas en trocitos.
- Caldo de vegetales.
- Un puño de ciruelas pasas.
- Varias aceitunas cortadas en cuadritos.

- Un puñado de nueces de Brasil.
- Aceite de oliva
- Sal herbamare.
- Cayena

Preparación

En una olla grande colocar el caldo de vegetales y el pavo molido, hervir a fuego mediano; mientras tanto en un sartén con aceite de oliva a fuego lento sofreír las legumbres picadas, la zanahoria, la cebolla y el ajo, hasta que estén blandos y dorados, luego agregar las nueces, las ciruelas pasas, las aceitunas y sofreír por un rato más.

Cuando el pavo esté casi blando y con poco caldo, agregar todos los ingredientes sofritos y cocinar unos 15 minutos más para que se mezclen bien los sabores y al final agregar la sal herbamare al gusto.

Aparte, hervir los tomates pelados con agua y agregar orégano, onoto en polvo o azafrán, perejil, una pizca de cayena, aceite de oliva. Cocinar por unos minutos a fuego mediano a bajo, hasta que la salsa esté bien espesa.

Por último le agregamos una cucharadita de mantequilla ghee y apagamos el fuego. Agregar esta salsa al picadillo cuando el picadillo esté ya apagado y revolver bien. Servir.

ROLLOS DE LASAÑA CON ESPINACA Y RICOTA

Ingredientes

- 10 tiras de pasta integral lasaña (sin cocinar)
- Queso ricota (requesón), el necesario.
- Salsa marinara, la necesaria.
- 1 Kg. de espinacas tiernas.

- ½ taza de queso mozzarella rallado.
- 3 dientes de ajo.
- Mantequilla ghee.
- Aceite de oliva.
- Sal de herbamare.
- Cayena.
- Coriander.
- Semillas de sésamo.

Preparación

Precaliente el horno a 250º grados centígrados. Luego coloque una olla de agua con sal a hervir y coloque la lasaña a hervir por unos 8 a 10 minutos. No dejarla muy blanda, escurrir bien y colocarlas cuidadosamente en una refractaria que esté engrasada con mantequilla.

Lavar bien las espinacas, cortarlas muy finamente y sofreír en el aceite de oliva, con el ajo hasta que estén bien blandas y agregar la sal al gusto, la cayena, el coriandro y las semillas de sésamo.

Comience a rellenar las lasañas de una a una; extienda con varias cucharadas de ricota, salsa marinara y luego cubrir con las espinacas. A continuación se toma uno de los extremos y se comienza a enrollar los tallarines y se colocan en el molde con la costura hacia abajo y bien cerca los rollos unos de otros.

Luego distribuir por arriba la salsa marinara sobrante, se en polvorea con el queso mozzarella y se colocan en el horno por unos 20 a 25 minutos, hasta que estén dorados o gratinados.

CARNE DE SOJA EN SALSA

Ingredientes

- ¼ kg. carne de soja picada en cubos.
- 3 tomates grandes y frescos picados en trozos pequeños.
- 1 pimentón finamente picado.
- 1 manojo de ciruelas pasas.
- Alcaparras.
- 1 manojo de cebollín picado.
- 2 cebollas medianas o 1 grande picada en cubos.
- 2 zanahorias picadas en cubos pequeños.
- 3 dientes de ajo.
- 1 manojo de ajo porro finamente picado.
- Aceite de oliva.
- Mantequilla ghee.
- Coriander.
- Seaweed gomasio.
- Sal herbamare.

Preparación

Colocar la carne de soja a remojar por unas dos horas, al término lavarla varias veces con agua fría para quitar su sabor un poco amargo y ponerla a escurrir. Luego ponerla a hervir con un poco de agua por unos 15 minutos.

Por otro lado en un sartén con aceite de oliva (presionado al frío), o con mantequilla ghee, sofreír la zanahoria, el cebollín, el ajo, la cebolla, los tomates por unos 5 minutos y cuando la carne de soja ya tenga 15 minutos hirviendo, juntar todos los ingredientes y dejarlo por unos 5 minutos más para concentrar los sabores. Apagar el fuego y agregar un toque de mantequilla ghee, el coriander y la sal de herbamare al gusto.

RISOTTO INTEGRAL CON CHAMPIÑONES

Ingredientes

- 6 tazas de caldo de vegetales.
- 3 cucharadas de aceite de oliva.
- 1 libra de champiñones portobello, en rodajas finas.
- 1 libra de champiñones blancos, en rodajas finas.
- 2 cebollas cortadas en cubitos.
- 1 ½ tazas de arroz integral.
- ½ taza de vino blanco seco.
- 3 cucharadas de cebollín finamente picado.
- 4 cucharadas de mantequilla ghee.
- 1/3 taza de queso parmesano bajo en grasa, recién rallado.
- Sal herbamare.
- Cayena.

Preparación

En una cacerola, calentar el caldo a fuego lento. Caliente 2 cucharadas de aceite de oliva en un sartén grande a fuego medio-alto, agregue los champiñones y cocine hasta que estén suaves, dejarlos a un lado.

Añadir 1 cucharada de aceite de oliva a la sartén y agregar las cebollas. Cocinar por 1 minuto, agregar el arroz, revolviendo por unos 2 minutos. Cuando el arroz ha tomado un color pálido, dorado, verter el vino, revolviendo constantemente hasta que el vino esté en su total absorción. Agregarle ½ taza de caldo al arroz, y revolver hasta que el caldo se haya absorbido.

Continuar agregando el caldo ½ taza a la vez, revolviendo continuamente, hasta que el líquido es absorbido y el arroz esté al dente y un poco mojado. Retire del fuego y agregue los champiñones con su mantequilla líquida, el cebollín y parmesano. Sazone con sal y cayena al gusto.

LASAÑA DE BERENJENA

Ingredientes

- 1 cucharada de aceite de oliva.
- 1 cebolla mediana cortada en tiras.
- 1 berenjena mediana, cortada en tajadas finas.
- 1 tomate grande cortado en rebanadas.
- 1 diente de ajo, bien picadito.
- 1 taza de tomates pelados y triturados.
- 1 ½ cucharadita de albahaca seca.
- 1 ½ cucharadita de orégano seco.
- 8 onzas de queso mozzarella descremado, rallado.
- Sal herbamare.

Preparación

Precaliente el horno a 300°C. En un sartén mediano, caliente el aceite de oliva a fuego mediano. Sofreír la cebolla hasta que esté dorada pero sin quemarse, vierta la cebolla en un molde para hornear.

Sofreír el ajo por 1 minuto. Añadir el tomate triturado, la albahaca, la sal, y el orégano y cocine a fuego bajo mediano por 10 minutos. Esparza una capa de esta mezcla sobre la capa de cebolla que se colocó en el molde.

Poner encima de todo una capa de berenjenas cortadas en tajadas finas y prosiga con una capa de tomates finamente cortados. Esparza 1/3 del queso mozzarella sobre todo. Repita las capas de berenjena, tomate y queso hasta que se terminen todos los ingredientes.

Hornear hasta que los vegetales se cocinen por unos 30 minutos. Finalmente esparza una capa de queso mozzarella sobre todos los ingredientes, y hornee por 15 minutos más o hasta que la capa de queso se derrita y se dore. Si es de su gusto colocar una capa de salsa bechamel en cada capa, pero si lo quiere más natural no hacerlo.

AREPAS DE HARINA INTEGRAL

Ingredientes

- 2 tazas de harina integral (whole wheat)
- 1 pizca de bicarbonato.
- 1 taza de leche de almendra o la necesaria.
- 1½ cucharada de mantequilla ghee.
- 1 huevo orgánico.

Preparación

Mezclar la harina con la leche y la sal, agregar el bicarbonato, agregar la mantequilla y el huevo y mezclarla bien sin que queden grumos (en la licuadora mejor) y por último agregarle agua si se necesita.

Con una cuchara de madera remover hasta que la masa quede compacta, si está muy suave le agrega un poquito más de harina. Dejar reposar por una hora. Formar las arepas de forma en que queden como del tamaño de un plato de postre o del tamaño que desee, untar el budare o plancha con aceite y colocar cada arepa para asarla cambiándola de lado frecuentemente, hasta que comiencen a dorarse. Rellenar las arepas con lo que desee (pollo, carne, jamon de pavo, queso, aguacate, etc).

MACARRONES CON RICOTA

Ingredientes

- 325 gramos de macarrones de harina integral.
- 350 gramos de tomates maduros pelados.
- 350 gramos de cebollitas tiernas.
- 100 gramos de aceitunas negras.
- 50 gramos de mantequilla ghee.
- 1 ají dulce.
- Una cucharada de pasta de tomate.
- 2 huevos orgánicos batidos.
- 2 cucharadas de leche.
- 40 gramos de queso ricota.
- Aceite de oliva.
- Sal de herbamare.
- Cayena al gusto.

Preparación

Cortar las cebollitas por la mitad, lavarlas y colocarlas en un sartén con un poco de aceite, herbamare y cayena y se dejan sofreír unos 5 minutos. Se lavan y pelan los tomates, se cortan en rodajas. Se corta el ají y se le quita la semilla.

Se hierven los macarrones en agua abundante hasta que estén al dente. Se escurren y se pasan por agua fría para detener la cocción. Se mezclan con mantequilla y se le agrega las sal herbamare al gusto.

En una refractaria untada con mantequilla, se coloca una capa de macarrones, la mitad de cebollitas, la mitad de aceitunas y la mitad de tomates y se distribuyen bien por arriba de los macarrones. Se hace una segunda capa de macarrones y se repite la operación con el resto de las capas.

Por último se coloca el ají dulce, se diluye el concentrado de tomate en un vaso de agua y se echa a la fuente. Se coloca al horno durante 20 minutos a 300º C. Pasado este tiempo se incorpora el huevo batido con el queso ricota, cubriendo todo los macarrones. Se pone el horno un poco más fuerte a 350º hasta que se vean gratinados.

MACARRONES CON TOFU Y CHAMPIÑONES

Ingredientes

- ½ kilo de macarrones de harina integral.
- ½ kilo de tofu.
- 400 gramos de champiñones.
- ½ litro de caldo de vegetales.
- 1 cucharada de harina integral.
- 1 diente de ajo.
- Queso rallado.
- Unas ramas de perejil picado.
- Aceite de oliva.
- ¼ de litro de leche de almendras.
- Sal herbamare.

Preparación

Se cocinan los macarrones, hasta que estén al dente, se escurren y se colocan en una refractaria o bandeja de horno. Se fríen los champiñones con un ajo picado y un poco de perejil picadito, se le añade el tofu cortado en trocitos. Se mezcla esta fritura con los macarrones.

En el aceite de la fritura, se echa una cucharada de harina y se remueve, se le va añadiendo la leche, previamente calentada, sin parar de remover y cuando empieza a espesar se le va añadiendo el caldo. Se deja hervir dos o tres minutos y se echa en la bandeja donde están los macarrones. Se pone por encima el queso rallado y se mete en el horno a gratinar unos minutos. Se deja hasta que el queso esté dorado. Servir.

ESPAGUETIS INTEGRAL CON GUISANTES

Ingredientes

- 240 gramos de espaguetis de harina integral.
- 100 gramos de guisantes.
- 50 gramos de champiñones.
- 30 gramos de mantequilla ghee.
- Queso rallado.
- Orégano.
- Sal de herbamare.

Preparación

Se cocinan los espaguetis hasta que estén al dente, se escurren y se pasan por agua fría. En un tazón se pone la mantequilla a derretir, los espaguetis, los guisantes, los champiñones y el queso rallado al gusto. Se mezcla todo. Se rectifica la sal herbamare y se añade un poco de orégano.

ARROZ CON FRIJOLES BLANCOS

Ingredientes

- ¼ kilo frijoles blancos.
- ¼ kilo de habas (frijoles) muy tiernas.
- 1 manojo de hinojo.
- 2 papas.
- 2 pimientos.
- Un puñado de arroz integral.

Ingredientes para el sofrito

- 3 dientes de ajo.
- 3 cucharadas de tomate frito.
- 1 cucharada de pimentón rojo.
- 3 hebras de azafrán.

Preparación

Se ponen a cocinar en una olla los frijoles, los hinojos y los pimientos sin semillas. En un sartén con el aceite de oliva se hace un sofrito con los ajos tiernos, el tomate, el azafrán y el pimentón. Antes de terminar la cocción se echa el sofrito en la olla con los ingredientes. Acto seguido se añaden, el arroz y las papas trozadas. Debe estar hirviendo hasta que las papas y el arroz estén blandos, colocar la sal al gusto.

CUSCÚS CON VEGETALES

Ingredientes

- 8 onzas de cuscús.
- ½ taza de tomates secos.
- ½ taza de aceitunas negras, picadas.
- ¼ taza de cebolla morada picada.
- 1 cucharada de orégano fresco.
- 2 cucharadas de menta fresca picada.
- ¼ taza de aceite de oliva.
- 4 onzas de espinaca cortada en trocitos.
- 4 onzas de queso feta.
- 2 cucharadas ajo picado.

Para la vinagreta

- Aceite de oliva extra virgen.
- Jugo de limón.

- Sal de mar.
- Azúcar morena.

Preparación

Preparar el cuscús según las instrucciones de la caja o como se describe anteriormente en otras recetas de cuscús. Preparar la vinagreta con tres partes de aceite por una de limón, más sal y azúcar al gusto.

Echar todos los ingredientes salvo el queso sobre el cuscús, añadir la vinagreta y mezclar bien. Refrigerar, y luego añadir el queso y servir.

GARBANZOS

Ingredientes

- 1 ½ taza de garbanzos.
- 2 huevos orgánicos y duros, picados.
- 2 apios picados.
- 50 gramos de aceitunas negras picadas.
- 3 tomates medianos cortados en cubos.
- 1 cucharada de perejil picado.
- Sal de herbamare.
- Cayena, hojas de laurel y de romero.

Preparación

Poner los garbanzos en remojo durante 8 horas, cocinarlos en abundante agua con 2 hojas de laurel y una ramita de romero. En un tazón colocar los tomates cortados previamente en cubitos, las aceitunas, los huevos picados, el perejil y el apio picado, agregar los garbanzos ya cocidos. Mezclar con ½ taza de mayonesa casera. Condimentar con sal y cayena al gusto. Poner hojas de lechuga sobre una fuente y colocar encima la preparación de los garbanzos.

HAMBURGUESAS VEGETARIANAS

Ingredientes

- 1 atado de espinacas.
- 1 taza de arroz integral.
- 1 zanahoria cocida al vapor.
- Perejil fresco.
- 1 diente de ajo machacado.
- 50 gramos de tofu (queso de soja firme)
- 100 gramos de pan rallado integral.
- 2 cucharadas de harina de soja.
- Hojas de lechuga.
- 1 pepino pequeño.
- 1 ají dulce cortado en cubitos.
- Sal herbamare.
- Cayena.

Preparación

Picar bien pequeño la espinaca y la zanahoria ya cocidas. Mezclarlas con el arroz previamente cocido y bien escurrido. Agregar la harina previamente disuelta en muy poca cantidad de agua, el perejil picado, el ajo y el tofu bien picado, agregar una cucharada de pan rallado, sal y cayena al gusto.

Unir bien los ingredientes, si notas que le falta consistencia, agregar un poco de pan rallado. Armar seis o varias hamburguesas y pasarlas por el pan rallado restante. Freírlas por ambos lados en un sartén lubricado con aceite o mantequilla para que no se peguen. Colocarlas al horno hasta que estén doradas. Servir junto con la lechuga, pepino, ajíes y adornar con perejil.

MILANESAS VEGETARIANAS

Ingredientes

- 1 cebolla mediana rallada.
- 2 zanahorias ralladas.
- ½ taza de lentejas.
- 1 hoja de laurel.
- 3 huevos orgánicos.
- 2 dientes de ajo bien picados.
- 2 cucharadas de perejil picado.
- ¼ taza de cebada.
- 1 taza de caldo de verduras.
- Harina integral la cantidad necesaria.
- Pan rallado integral cantidad necesaria.
- 150 gramos de queso mozzarella.
- 1 cucharadita de orégano.
- Sal de herbamare.
- Cayena al gusto.

Preparación

Cocinar la cebada en el caldo de verduras hasta que esté blanda. Aparte cocinar las lentejas en abundante agua, y agregarle la hoja de laurel. Cocinar hasta que estén tiernas.

Poner en un tazón, la cebada, las lentejas, las cebollas ralladas, las zanahorias ralladas, el ajo picado, el perejil picado, los huevos y condimentos a gusto. Mezclar todo e ir agregando harina integral hasta que sea necesario, para compactar todo bien.

Pasarlas por los huevos batidos, luego por el pan rallado y colocarlas en una refractaria de horno, previamente untada con aceite de oliva. Una vez puestas en la fuente, rociarlas con un poco de aceite de oliva. Hornearlas hasta que estén doradas de ambos lados.

Retirar la fuente del horno y cubrir las milanesas con las rodajas de mozzarella, espolvorear apenas con orégano y dejar unos minutos con el horno apagado hasta que el queso se derrita. Servir.

PAELLA VEGETARIANA

Ingredientes

- ½ taza de arroz integral por persona.
- 2 vasos de agua por cada ½ taza de arroz.
- 5 dientes de ajo.
- Pimientos rojo y verde.
- 1 tomate.
- Verduras como zanahorias, brócoli, frijoles blancos, guisantes, etc.
- Ají dulce.
- 1 litro de caldo de vegetales.
- Azafrán.
- Aceite de oliva.
- Sal de mar.

Preparación

Cortar los ajos por la mitad. Freírlos en la paellera con aceite de oliva, hasta que queden dorados, separarlos a un lado y en el mismo aceite, echar los pimientos cortados en tiras hasta freírlos. Separarlos también.

Añadir al aceite el resto de las verduras troceadas al gusto. Si usamos brócoli o coliflor, tener cuidado porque tiende a deshacerse fácilmente, así que mejor lo sofreímos un poco y lo reservamos para luego.

Pelar y quitar las semillas al tomate, y córtalo en dados. Añadir el pimentón y antes de que se queme, agregar el tomate, dejar que se sofría un poco y revolver todo, para que agarre todos los sabores.

Agregue el caldo de verduras, 2 vasos de agua por persona. Añadir el arroz en la paellera, dando vueltas, para que se empape de todo el jugo. Añadir el caldo de vegetales, 2 tazas de caldo por persona, agregue el colorante, varias hebras de azafrán y sal de mar al gusto.

Dejar todo uniformemente repartido. Colocarlo a fuego fuerte hasta llevarlo a ebullición. Esperar un par de minutos y entonces, bajar a fuego lento-medio. Añadir los ajos que estaban reservados, por encima y las verduras seleccionadas.

Hervir vigilando que haya suficiente agua para que el arroz se haga por todos lados igual, no dejar que se pegue. Apagar el fuego cuando ya esté blando. Colocar los pimientos de forma decorativa y tapar por 5 minutos. Servir.

REPOLLO RELLENO

Ingredientes

- 1 repollo grande.
- 150 gramos de carne molida de su preferencia.
- ½ taza de vino blanco.
- 3 cebollas tiernas.
- 1 chorro de aceite de oliva.
- 100 gramos de jamón de pavo finamente picado.
- 1 cucharadita de perejil finamente picado.

- 2 cucharadas de mantequilla ghee.
- 2 litros de caldo de vegetales.
- 100 gramos de nabos.
- 100 gramos de zanahorias delgaditas.
- 100 gramos de judías verdes (vainitas) tiernas.
- 100 gramos de papas las más pequeñas.
- Sal herbamare.
- Cayena.

Preparación

Quitar la parte de atrás del tallo del repollo con mucho cuidado de no desbaratarlo. Ponerlo a hervir unos minutos y retirarlo. Ponerlo a escurrir.

En un tazón colocar la carne de soja picada, el jamón de pavo picado, el perejil, las cebollas tiernas picadas finitas, la sal de herbamare, la cayena, el vino y el aceite. Revolver bien con una cuchara de madera y sofreír hasta que todo esté blando.

Sacar el repollo del agua y ponerlo a escurrir. Con la mezcla de la carne molida y los otros ingredientes, empezamos por el centro, vamos rellenando entre las hojas recomponiendo la forma del repollo. Que quede redondito.

En una refractaria del tamaño del repollo para que no se voltee, colocamos el repollo ya relleno y añadimos 2 tazas de caldo de vegetales y ponemos al horno a 300º C. Agregar el caldo sobrante poco a poco, cada vez que este se encuentre seco, durante una hora. Sacarlo del horno y colocarle las 2 cucharadas de mantequilla por el centro. Servir.

PIZZA VEGETARIANA

Ingredientes Para la masa:

- 300 gramos de harina integral.
- 20 gramos de polvo para hornear.
- 1 vaso de agua tibia.
- 2 cucharadas de aceite de oliva.

Para la pizza:

- Tomate frito casero.
- Cebolla.
- Pimiento verde y rojo.
- Brócoli.
- Champiñones.
- Aceite de oliva.
- Aceitunas negras.
- Orégano.
- Sal de mar.
- Cayena
- Queso Ricotta.

Preparación

Extender la harina y ponerla en el centro la levadura disuelta con el agua tibia, la herbamare y el aceite. Amasar primero con los dedos y luego con las manos. Hay que trabajarla hasta que queden unidos todos los ingredientes y la masa ligera.

Ponerla en un recipiente untado con aceite y cubrirlo con un paño húmedo. Esperar unos 30 minutos que la masa adquiera volumen. Luego extenderla sobre una superficie con un rodillo o con la mano (esta masa es fácil de manejar). Se le puede dar forma redonda o cuadrada, y dejarle el grosor que más guste, si se quiere crujiente (fina) o esponjosa (gruesa).

Pintarla muy ligeramente con aceite y pinchar con un tenedor toda la superficie. Cubrirla con el tomate frito, repartido por toda la superficie, y encima el resto de los ingredientes. Al final se puede espolvorear con orégano y un chorrito de aceite, herbamare, cayena y cubrir con el queso ricotta.

Finalmente decorarla con unas aceitunas negras. Precalentar el horno a 180º C. Hornear por unos 20 minutos, o hasta que empiece a dorarse y la masa está en su punto.

PASTA RELLENA CON CREMA DE TOFU

Ingredientes

- 250 gramos de macarrón bien grande para rellenar de harina integral.
- 500 gramos de tofu.
- ½ taza de nueces picadas.
- ½ taza de orejas de albaricoque cortados en trocitos.
- 1 cebolla.
- 1/3 taza de tomate triturado.
- ¼ litro de nata de avena.
- Tomillo.
- Aceite de oliva.
- Sal de mar.
- Cayena.

Preparación

En primer lugar pondremos a hidratar los orejones de albaricoque y los cubrimos bien con agua. Los dejaremos así unos 20 minutos para que se agrande la pulpa. Hervimos la pasta, añadiendo sal y un chorrito de aceite en el agua y cocinamos hasta que quede al dente, cuando esté cocida, la lavamos con agua fría y la apartamos a un lado.

Preparamos la mezcla para el relleno. Licuamos el tofu, los orejones rehidratados y dos cucharadas de aceite de oliva. Cuando obtengamos una crema suave y uniforme, agregamos las nueces picadas y echaremos herbamare al gusto y batimos bien. Empezamos a rellenar la pasta y la colocamos en una refractaria para horno.

Por otra parte prepararemos la salsa, picaremos la cebolla muy fina y la sofreímos hasta que quede suave, añadimos en este sofrito una cucharadita bien llena de tomillo y cayena molida al gusto. Apagaremos el fuego y agregaremos la nata de avena y el tomate triturado. Bañaremos la pasta con esta salsa y colocamos todo al horno caliente y lo dejaremos unos 5 minutos a 175° C.

HAMBURGUESAS VEGETARIANAS DE SOJA

Ingredientes

- 100 gramos de soja texturizada fina.
- 4 cucharadas de harina integral.
- ¼ cebolla.
- ¼ de pimiento rojo.
- 1 diente de ajo.
- 1 cucharada de coriandro en polvo.
- Aceite de oliva presionado al frío.
- Sal de herbamare.
- Cayena.

Preparación

En un recipiente amplio, que nos permita luego amasar, ponemos a remojar la soja en agua caliente. Mientras se hidrata la soja texturizada, picamos finamente el diente de ajo, el trozo de pimiento y el de cebolla. Es importante picarlos bien finitos, para que se adapten bien a la masa a la hora de formar las hamburguesas.

Cuando la soja texturizada se ha hidratado, eliminamos el exceso de agua, la lavamos con agua fría. Añadimos después en el mismo recipiente las 4 cucharadas de harina, un chorrito de salsa de soja, una cucharada de coriandro en polvo, el ajo, la cebolla y el pimiento que hemos picado antes. Agregamos herbamare y cayena al gusto y amasamos todo junto.

La proporción de harina y soja dependerá de la humedad que haya quedado en la soja texturizada. Por ello, pondremos más o menos harina hasta conseguir la textura deseada en la masa. Una vez conseguida una masa suficientemente dúctil, formamos las hamburguesas con las manos.

Freímos las hamburguesas vegetarianas en una sartén con suficiente cantidad de aceite de oliva presionado al frío o aceite vegetal como para cubrirlas hasta la mitad. Tendremos cuidado de evitar que se quemen y una vez tostado un lado, daremos la vuelta a cada hamburguesa. Al sacarlas del sartén las dejamos en papel absorbente para retirar el exceso de aceite.

FALAFEL (ALBÓNDIGAS DE GARBANZO)

Ingredientes

- 400 gramos de garbanzos.
- ½ cebolla.

- 5 dientes de ajo.
- 1 ramita de perejil fresco.
- 1 ramita de cilantro fresco.
- 1 sobre de levadura.
- Aceite de oliva.
- Sal de herbamare.
- Cayena.

Preparación

Dejamos en remojo los garbanzos durante una noche entera. Al día siguiente los colamos y los licuamos, añadiendo un poco de agua si la consistencia es demasiado sólida para la licuadora.

Picamos finamente los ajos, el perejil y el cilantro, junto con la levadura lo añadimos todo a los garbanzos. Añadimos herbamare, cayena al gusto y volvemos a batirlo finamente. Dejamos reposar la masa de falafel durante por lo menos media hora.

Formamos las bolas con la masa, poniendo un poco de harina de garbanzo; si la consistencia es muy líquida. Freír en sartén con suficiente aceite para cubrir las bolas. Nos aseguraremos de que el aceite está bien caliente antes de ir añadiendo las bolas de masa.

Damos vuelta a las bolas de falafel si es necesario y las sacamos cuando estén doradas. Dejamos reposar en un plato con papel absorbente para eliminar el exceso de aceite. También se puede engrasar un molde y colocarlas al horno hasta que estén doradas por ambos lados. Servir.

PASTA VEGETARIANA

Ingredientes

- Pasta integral la de su preferencia (Espaguetis u otra)
- 3 tazas de repollo ya picado en tiras.
- ¼ taza de cebolla picada en tiras.
- ½ taza de zanahoria picada en tiras.
- 3 dientes de ajo.
- Aceite de oliva.
- Perejil.
- Cayena.
- Sal de herbamare.

Preparación

Se hierve la pasta en agua con 3 cucharadas de aceite de oliva y 2 dientes de ajo, hasta que esté al dente. Se pica el diente de ajo bien finito y se pone a saltear en el sartén con aceite de oliva, sólo para que impregne el olor al aceite sin que éste se dore, se colocan inmediatamente la verdura, repollo, zanahoria y cebolla para saltearlas, se dejan aproximadamente 7 minutos. Se agrega ahí mismo, sal, perejil y cayena al gusto.

Una vez que la pasta está lista y la verdura también, se mezclan ambos y se dejan a fuego lento por 5 minutos para que la pasta y la verdura cojan ambos sus sabores.

PASTA CON CHAMPIÑONES

Ingredientes

- 2 ½ tazas de caldo de vegetales, dividir en 2 porciones.
- 1 cebolla blanca grande, picada.
- 3 dientes de ajo, finamente picados.

- ½ taza de vino marsala.
- 4 cucharaditas de romero fresco finamente picado.
- 1 cucharada de tomillo fresco finamente picado.
- 12 onzas de champiñones frescos, limpios y en rodajas finas.
- 1 paquete de pasta corta integral; previamente cocida al dente.
- 2 cucharaditas de tamari reducido en sodio.
- 2 cucharadas de harina leudante.
- 4 cucharadas de levadura de cerveza.
- 1 ½ tazas de frijoles blancos cocidos.
- 2 manojos de hojas verdes oscuro, como la espinaca o berros.
- Sal herbamare y cayena.

Preparacion

Coloque la mitad del caldo de vegetales a fuego lento en un sartén de bordes altos a fuego medio-alto. Agregar la cebolla y el ajo y cocine 7-8 minutos o hasta que estén tiernos. Añadir el vino, el romero y el tomillo y cocinar por 2 minutos o hasta que se evapore el vino. Agregar los champiñones y reducir el fuego a mediano, tapar y cocinar por 5 minutos o hasta que los champiñones estén blandos.

Añadir el resto del caldo y poner a hervir a fuego medio, revolviendo de vez en cuando. En un tazón pequeño, mezclar el tamari, la harina, la levadura nutricional con 3 ó 4 cucharadas del caldo para hacer una salsa espesa.

Colocar la pasta corta o penne en el caldo y cocinar a fuego lento, revolviendo constantemente, incorporar los frijoles y verduras y cuando todo esté al dente escurrir. Luego agregarle la salsa espesa, la sal y la cayena al gusto. Servir.

LASAÑA VEGETARIANA

Ingredientes

- 1 cucharadita de mantequilla.
- 6 láminas de lasaña precocida.
- 1 cucharadita de aceite para el sofrito.
- 1 cebolla.
- 400 gramos de tomates naturales.
- 70 gramos de aceitunas verdes sin hueso.
- 200 gramos de espinacas.
- 150 gramos de queso ricota orgánico.
- 180 gramos de nata ligera y descremada.
- 120 gramos de queso parmesano rallado.
- 1/4 cucharadita de sal de mar.
- Cayena.

Preparación

Cubrir con mantequilla un molde cuadrado para el horno. Lavar las espinacas y escurrirlas.

Preparar un sofrito con la cebolla y añadir los tomates cortados en cubitos, reducir el fuego y dejar hasta lograr una salsa espesa. Picar de manera grande las aceitunas y hacer lo mismo con las espinacas lavadas y escurridas. Mezclar con los tomates, la sal y la cayena.

Aparte mezclar el queso ricotta, la crema y el queso rallado (reservar un poco), añadir sal al gusto. Colocar dentro de la refractaria un piso con láminas de lasaña, colocar el relleno por capas y añadir el queso reservado. Sobre la última lámina de lasaña se esparce toda la mezcla de crema y queso, se empareja y se mete al horno. Precalentar a 200° C. y hornear por unos 30 minutos o hasta que esté dorado.

PAVO RELLENO CON VEGETALES Y ARROZ

Ingredientes

- 1 pavo del tamaño deseado.
- 2 tazas de arroz integral cocido.
- 2 cebollas picadas en cubos pequeños.
- 4 dientes de ajo finamente picado.
- 2 zanahorias en cubos pequeños.
- Un manojo de aceitunas.
- 1 ramo de cebollín finamente picado.
- 1 ramo de cilantro desmenuzado.
- 2 pimentones rojo y verde picados en cubos pequeños.
- ½ taza de queso azul.
- ¼ taza de ciruelas pasas.
- Aceite de oliva.
- Orégano al gusto.
- Sal herbamare.
- 2 Limones.
- Cayena molida.

Preparación

Lavar bien el pavo y bañarlo con el zumo de limón, condimentar con orégano, sal.

En un tazón grande colocar las 2 tazas de arroz integral ya cocido, las cebollas, el ajo, las zanahorias, aceitunas, el cebollín, el cilantro, los pimientos (todo previamente picado), el queso azul desmoronado y sazonar todo al gusto con el orégano, la sal, aceite de oliva y cayena.

Rellenar el pavo con todos estos ingredientes, y colocarlo en una bandeja untada con mantequilla, cubrirlo con el jugo de limón y llevarlo al horno a 300º C. por varias horas hasta que esté blando y dorado.

POSTRES Y DULCES

MERMELADA DE NARANJA Y JENGIBRE

Ingredientes

- 4 naranjas grandes lavadas y escurridas.
- ¼ litro de agua.
- 2 tazas de miel.
- ¼ taza de jugo de limón.
- 2 cucharadas de jengibre fresco rallado.
- 1/8 cucharadita de sal fina de mar.

Preparación

Enfriar una pequeña placa o tabla de cristal o porcelana en el congelador durante 30 minutos. Mientras tanto, cortar y desechar los extremos de las naranjas. Pelar y retirar con cuidado la piel de todas las naranjas. Cortar las naranjas en muy finas tiras y colocarlas en una olla grande, desechar la cáscara restante y la médula. Agregar el agua, la miel, el jugo de limón, el jengibre y la sal y llevar a ebullición. Reducir el fuego a medio alto y hervir, retirando y desechando la espuma en la superficie y revolviendo ocasionalmente, hasta que esté muy gruesa, por unos 45 minutos.

Para probar la mermelada de la cocción, colocar una cucharadita en la placa fría, espere cinco segundos y luego pasar el dedo por el centro de la mermelada. Si está lo suficientemente gruesa, la huella de su dedo debe quedar clara. Si la mermelada se une de nuevo se debe retornar a la olla y colocarla de nuevo en la estufa y la plancha en el congelador y comprobar de nuevo en unos minutos. Luego dejar enfriar, colocar la mermelada en frascos de vidrio (cristal), taparlo bien y colocarlo en el refrigerador.

PASTEL DE ZANAHORIA

Ingredientes

- 6 huevos orgánicos.
- 1 ½ taza de miel.
- 1 cucharadita de vainilla.
- 2 tazas de harina integral.
- 2 tazas de harina todo propósito o para tortas
- Mantequilla vegetal.
- Pizca de sal de mar.
- 2 cucharaditas de polvo para hornear.
- 2 cucharaditas de canela en polvo.
- 6 tazas de zanahoria rallada.
- 1 taza de coco rallado.

Preparación

Mezclar la harina, el polvo para hornear, la canela, la pizca de sal, las nueces, el coco rallado y la zanahoria. En la licuadora colocar la miel, la mantequilla derretida y los huevos. Mezclar bien y añadir la harina (licuar muy bien).

Ahora engrase un molde uniformemente y vacíe en él la pasta. Hornee el pastel a 180°C por 40 a 50 minutos.

PASTEL DE JENGIBRE

Ingredientes

- 175 gramos de mantequilla.
- 3 cucharadas de levadura en polvo.
- 450 gramos de harina de trigo.
- 3 cucharaditas de jengibre molido.
- 1 cucharadita de bicarbonato de sodio.
- 300 ml. de leche de almendras.

- 175 gramos de azúcar morena.
- 175 gramos de sirope de maíz oscuro.
- 1 huevo orgánico batido.
- 175 gramos de melaza oscura.

Preparación

Mezcle la harina con la levadura en polvo, unir todos los ingredientes e incorporar la mezcla en un molde en mantecado. Colocar al horno a 180º C por 2 horas, hasta que el pastel esté seco en el centro.

JENGIBRE CRISTALIZADO

Ingredientes

- ½ kg. de jengibre.
- 2 cucharadas de miel.
- 1 litro de agua.
- Azúcar morena.

Preparación

Lavar ½ kg. de jengibre fresco, cortarlo en trozos, medianos y colocarlos en una cacerola. Agregar 2 tazas de miel y 1 litro de agua. Poner al fuego y cocinar, revolviendo ocasionalmente, hasta que la miel se disuelva. Reducir el fuego y cocinar sin revolver durante 50 minutos o hasta que el jengibre esté blando, retire del fuego y pásalo por el colador. Luego, espolvoreamos con el azúcar y revolvemos bien, guardar en envase de vidrio.

PERAS EN ALMÍBAR

Ingredientes

- 3 tazas té de jazmín verde.
- 1/3 taza de miel.
- 1 jengibre fresco, pelado y cortado en rodajas finas.
- 3 peras maduras pero firmes. Cortadas en mitades y sin corazón.

Preparación

Poner el té, la miel y el jengibre en una cacerola ancha y poco profunda y llevar a ebullición. Cocinar a fuego lento durante 5 minutos. Colocar las peras en una olla, taparlas y cocinarlas a fuego lento, rociar una cucharada del líquido sobre las peras de vez en cuando, hasta que estén tiernas, por unos 15 a 20 minutos. Deje enfriar y sirva.

DULCE DE SOJA

Ingredientes

- 250 ml de leche de soja.
- 1 cucharita de té verde.
- 1 cucharadita de hierbabuena seca.
- Maicena según necesite.
- Agua.

Preparación

Poner la leche a calentar y justo antes de que comience a hervir colocar el té y la hierbabuena, dejarlo unos 4 ó 5 minutos más, luego sacar las hojas de té y la hierbabuena y colocar en una taza. Poner una olla con agua por la mitad a hervir y cuando esté hirviendo introducir en él la taza de leche de soja ya en baño maría y se le va añadiendo poco a poco la maicena y removiendo continuamente hasta que ya está espeso.

Colocar en dos tazas diferentes y poner en el congelador por unas 3 ó 4 horas. Para hacerlo más dulce; en caso que la leche de soja sea natural, endulzar con miel o stevia al gusto. Si no se quiere una textura tan cremosa y que quede algo granizado, unas 5 ó 6 horas al congelador y cada media hora ir removiendo.

DULCE DE COCO

Ingredientes

- 30 gramos de harina de maíz.
- 25 gramos de harina de trigo.
- 75 gramos de azúcar morena o miel.
- ½ litro de leche de avena.
- 2 cucharadas de nata de soja.
- 50 gramos de coco rallado.
- Canela en polvo.
- 1 coco entero partido.

Preparación

En una cazuela calentar la leche de avena. Cuando comience a hervir disolver la nata, echar el azúcar o la miel y las harinas tamizadas y mezcladas, remover continuamente para evitar los grumos. Cuando la mezcla tenga una consistencia espesa, verterla en un molde no demasiado profundo, espolvorear con el coco rallado y canela. Dejar enfriar.

PASTEL DE CALABAZA

Ingredientes

- ¾ de taza de azúcar morena.
- 1/8 cucharadita de clavo molido.
- ¼ cucharadita de nuez moscada.
- 1 ½ cucharaditas de canela molida.
- 1 cucharadita de jengibre molido.
- 1 cucharada de especias para pastel de calabaza.
- ¼ cucharadita de sal de mar.
- 3 huevos orgánicos.
- 350 gramos de calabaza cocida en puré.
- 1 base de masa de corteza sin gluten cruda para tartas. (25 cm de diámetro)
- 1 lata de leche condensada.

Preparación

Precalentar el horno a 200°C en un tazón grande, mezclar el azúcar morena, las especias y la sal. En la licuadora, batir los huevos y agregar la calabaza, añadir todos los ingredientes batiendo todo suavemente y agregar la leche condensada poco a poco. Vierta esta mezcla dentro del molde para hornear, meter al horno a 180° C y hornear por 45 minutos, o hasta que cuaje (vierta la punta de un cuchillo y cuando salga seca ya está).

PLÁTANOS MADUROS CON QUESO

Ingredientes

- 6 plátanos maduros pequeños
- 4 cucharadas de aceite de semillas de uva (grape seed oil).
- 2 cucharadas de queso parmesano.

Preparación

Pelar los plátanos, cortarlos por la mitad longitudinalmente. Derretir la mantequilla a fuego medio y saltear los trozos de plátanos por cada lado, hasta que estén dorados, pero no quemados. Colocarlos sobre toallas de papel, para que escurra la mantequilla. Espolvorear con queso parmesano y servir caliente.

ENSALADA DE FRUTAS

Ingredientes

- ½ taza de leche coco.
- 3 cucharadas de azúcar morena.
- ¼ cucharadita de extracto de vainilla.
- 1 cucharadita de naranja rallada.
- ½ taza de nueces tostadas picadas.
- 1 manzana, sin corazón, sin semillas y cortadas en rodajas gruesas.
- 1 cucharada de jugo de limón.
- 4 mandarinas picadas, sin cáscaras ni corazón.
- 2 naranjas grandes picadas, sin cáscaras ni corazón.
- 2 cucharadas de coco rallado.

Preparación

En un tazón grande, batir la leche de coco, el azúcar y la vainilla hasta que quede suave. Agregar la ralladura y las nueces. Mezclar las manzanas con el jugo de limón y luego añadir al recipiente con la mezcla de leche de coco. Agregar las mandarinas y las naranjas y revuelva suavemente para cubrir. Cubra y refrigere por lo menos 1 hora. Decorar con coco rallado y servir frío.

POSTRE DE MORA

Ingredientes

- 1 litro de leche de almendras o avena.
- 3 cucharadas de miel o azúcar morena.
- 3 cucharadas de maicena.
- 3 cucharadas de mermelada de moras.
- 10 frutas de mora.
- Jugo de limón.
- Canela en polvo.
- Hojas de menta.
- Galletas.

Preparación

Diluir la maicena en un poco de leche fría. En una cazuela calentar el resto de la leche junto a la miel, agregar la maicena y remover con una cuchara de madera a fuego medio. La mezcla se irá tornando espesa hasta que tenga la consistencia de natilla espesa. Retirar del fuego y echar la mitad en otro recipiente.

Calentar la mermelada de moras, añadiendo un poquito de zumo de limón para que quede más ligera, colarla y mezclarla con la mitad de las natilla. Añadir la fruta de mora. Servir en copas de helados alternando los dos colores. Enfriar y servir decoradas con hojas de menta, canela y untar las galletas.

POSTRE DE BANANA

Ingredientes

- 1 banana por persona.
- 3 naranjas (el zumo)

- Azúcar morena o miel.

Preparación

Se exprime el zumo de las naranjas. Se corta la banana en rodajas y se coloca en un plato. Se espolvorea el plátano con el azúcar o la miel y se vierte encima el zumo de naranja.

DULCE DE FRESA

Ingredientes

- 500 gramos de yogurt batido o líquido.
- 150 gramos de fresas.
- 100 gramos de agua.
- 50 gramos de nata vegetal.
- 1 sobre de gelatina neutra. (sin sabor)
- Miel o azúcar si lo desea un poco más dulce.

Para la salsa

- 1 banana pequeña madura.
- 100 gramos de tofu batido.
- 100 gramos de leche de avena.
- 50 gramos de miel o azúcar morena.

Preparación

Colocar el yogurt en la nevera y dejarlo enfriar. Calentar los 100 gramos de agua y disolver la gelatina. Dejar enfriar el agua con la gelatina disuelta. Batir el yogurt con el agua y la gelatina disuelta hasta que quede bien unido. Añadir a la mezcla, las fresas en trocitos y remover bien para que se repartan por todo el molde. Agregar la miel o azúcar al gusto.

Verter en un molde, la gelatina y colocarla en la nevera hasta que se solidifique. Luego batir todos los ingredientes. Desmoldar la gelatina colocando el molde en el grifo de agua y colocar en una fuente, cubrir con la salsa de banana y servir en platos individuales.

HELADO DE MANZANA Y NUECES

Ingredientes

- Un vaso de zumo de manzana.
- 50 gramos de nueces trituradas.
- Dos vasos de leche de soja.
- 50 gramos de azúcar morena o miel.
- Una cucharada sopera de pasas pequeñas.
- Una ramita de canela.

Preparación

Calentamos a fuego lento la leche con las pasas y la canela. Mezclamos la leche, las pasas, el azúcar, el zumo de manzana y las nueces. Lo ponemos todo dentro de un recipiente en el congelador.

HELADO DE PIÑA

Ingredientes

- Una gran piña fresca y madura.
- 2 tazas de cubitos de hielo.
- 1 ½ taza de azúcar morena.
- 1 cucharadita de jugo de limón.

Preparación

Pelar la piña y quitarle el corazón. Cortar la piña en piezas pequeñas. En la licuadora triturar el hielo, junto con el azúcar, la piña, y jugo de limón. Congelar y listo.

HELADO DE SANDÍA

Ingredientes

- 2 yogures orgánicos sin sabor.
- 1 vaso de leche de almendras.
- 2 cucharadas de miel o azúcar morena.
- 200 gramos de sandía.

Preparación

Colocamos todos los ingredientes en la licuadora y licuamos hasta obtener una crema homogénea. Para hacer los polos utilice vasitos de plástico pequeños y un palillo de madera. Congelar por unas horas.

DULCE DE HIGOS

Ingredientes

- 9 higos maduros grandes.
- 50 gramos de mantequilla.
- 4 cucharaditas de coñac.
- 15 gramos de azúcar morena.
- Almendras rebanadas.

Para la crema de canela usar

- 150 ml de nata.

- 1 cucharadita de canela molida.
- 1 cucharada de coñac.
- 2 cucharaditas de miel.

Preparación

Preparar la crema de canela, mezclando todos los ingredientes en un tazón pequeño, taparlo y colocarlo en la nevera durante 30 minutos. Partimos los higos por la mitad y los colocamos en pinchos de brocheta, derretimos la mantequilla en un tazón pequeño y agregamos el coñac.

Untamos los higos con la mantequilla, el coñac y espolvoreamos con un poco de azúcar, doramos bajo el grill fuerte durante 5 minutos. Batimos la crema de canela hasta que tenga consistencia. Decoramos con las almendras y las servimos con los higos asados al grill.

TARTA DE PIÑA

Ingredientes

- 80 gramos de harina.
- 100 gramos de margarina.
- 100 gramos de miel o azúcar morena.
- 10 rodajas de piña.
- Un puñado de almendras molidas.
- 1 cucharadita de levadura.
- 2 huevos orgánicos.

Preparación

Derretir la margarina, mezclarla bien con el azúcar y una vez esté espumoso, añadir los huevos uno a uno, la harina tamizada, las almendras y la levadura. En un molde untado con aceite y luego con harina, colocar la masa homogénea en el molde. Debe quedar bien delgadita, colocamos encima las rodajas de piña. Colocar al horno unos 40 minutos a una temperatura de 180° C más o menos.

DULCE DE ZANAHORIA

Ingredientes

- 500 gramos de zanahorias pequeñas.
- 3 cucharadas de mantequilla.
- 2 cucharadas de azúcar morena.
- 2 cucharadas de miel.

Preparación

Cocinar las zanahorias hasta que estén blandas. En otra olla, derretir la mantequilla y añadir el azúcar y la miel. Cocinar a fuego lento por 2 minutos hasta que caramelice. Añadir las zanahorias y cocinar por 5 minutos más, revolviendo constantemente.

Printed in the United States
By Bookmasters